WEETJES OVER (H)EERLIJK ETEN

Voeding ons vergeten medicijn

Rineke Dijkinga, orthomoleculair en natuurgeneeskundige

Om het boek leesbaar te houden verwijs ik niet continu naar artikelen, websites of andere publicaties die ik heb geraadpleegd. Wil je meer weten over de achtergrond van bepaalde informatie, neem dan een kijkje op mijn website: **www.rinekedijkinga.nl.** Daarop vind je alle weetjes terug, inclusief de bronvermeldingen.

INHOUD

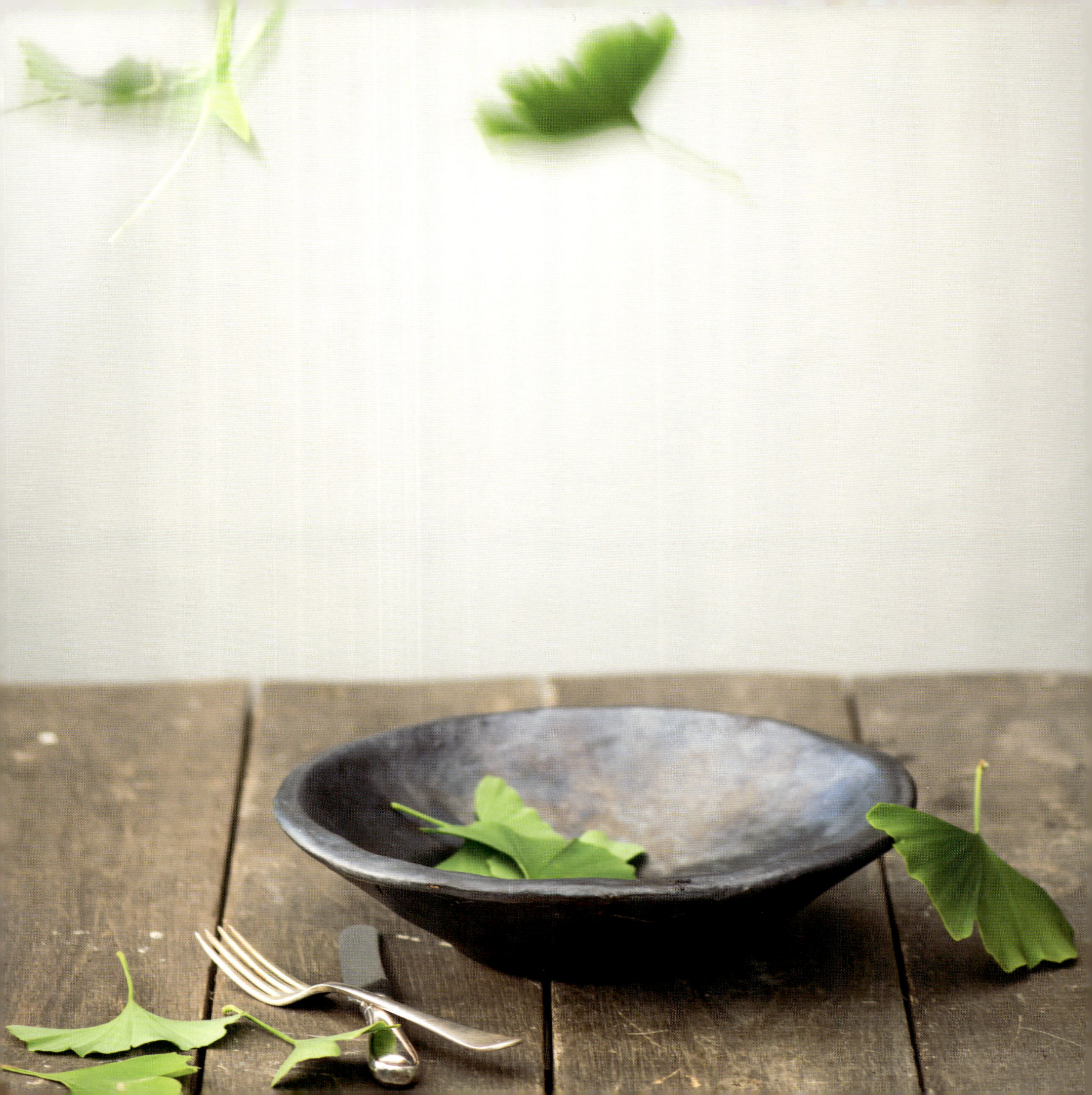

INLEIDING

Waarom dit boek?

Weetjes over (h)eerlijk eten is een naslagboek boordevol informatieve 'Weetjes', zodat je zelf bewust met je gezondheid aan de slag kunt. Waarom dit boek in plaats van een receptenboek, vraag je je misschien af.

De belangrijkste reden is de volgende. De afgelopen jaren heb ik duizenden enthousiaste mailtjes gehad van mensen die zich zo veel beter zijn gaan voelen door eerlijk te eten. Steeds meer mensen zien in dat je je het beste om je gezondheid kunt bekommeren vóórdat je ziek wordt. En dat medicijnen niet de enige oplossing zijn voor gezondheidsproblemen, maar dat je ook zelf in actie kunt komen. Geen wonder dat de roep om informatie steeds groter wordt. Graag stil ik die honger naar informatie met dit 'Weetjes-boek'. Het is een mooie aanvulling op de serie Weten van (h)eerlijk eten, waarvan inmiddels ook deel 3 (Alles draait om je hormonen!) in de maak is. We verwachten de lancering hiervan medio 2015.

Maar er zijn nog meer redenen voor dit boek. Zo staan er achterin mijn boeken verschillende naslagtabellen. Deze informatie is, naar mijn mening, een 'must' als je serieus met je gezondheid aan de slag wilt. Niet iedereen is in het bezit van beide (en straks alle drie) boeken. Het voelt voor mij niet prettig dat iedereen alle boeken zou moeten aanschaffen om deze informatie toch te krijgen. Daarom zijn de belangrijkste tabellen uit boek 1 en 2 opgenomen in de bijlagen van dit boek.

Ook is er een groeiende groep mensen die aangeven dat ze eerst wat meer achtergrondinformatie willen, voordat ze hun voeding en leefstijl kunnen veranderen. Simpelweg omdat ze zich niet kunnen voorstellen dat in een zo welvarend land als Nederland de voeding niet optimaal is. Zij willen eerst begrijpen waarom 'eten' niet synoniem is aan 'voeding' en welke voeding dan wel een wezenlijke bijdrage aan onze gezondheid kan leveren. Dit boek staat vol informatie over volwaardige en eerlijke voeding.

Natuurlijk zijn er dan nog de kookprinsen en -prinsessen die veel ervaring hebben met koken zonder pakjes en zakjes en daar heel creatief in zijn geworden. Zij zitten niet zozeer om meer recepten te springen, maar willen wel graag de achtergronden kennen. Ook deze mensen komen met dit boek ruimschoots aan hun trekken.

Tot slot wil ik je graag helpen als je moedeloos wordt van alle tegenstrijdige berichten over wat gezond is en wat niet. Soms zie je door de bomen het bos niet meer, want er komen steeds meer boeken over gezondheid en gezonde voeding. In dit boek probeer ik je een 'wegwijzer' te bieden, zodat je betere keuzes kunt maken. Niet omdat ik meen de waarheid in pacht te hebben, maar gewoon door achtergronden van allerlei klachten en zowel positieve als negatieve kanten van voedingsstoffen te benoemen. Zoals elk mens zijn positieve en negatieve eigenschappen heeft, zo heeft ook elk voedingsmiddel zijn voor- en nadelen. Niet voor niets leerden oude geneesheren ons: 'Alles is gif en niets is gif, de dosis bepaalt!'

Rineke Dijkinga

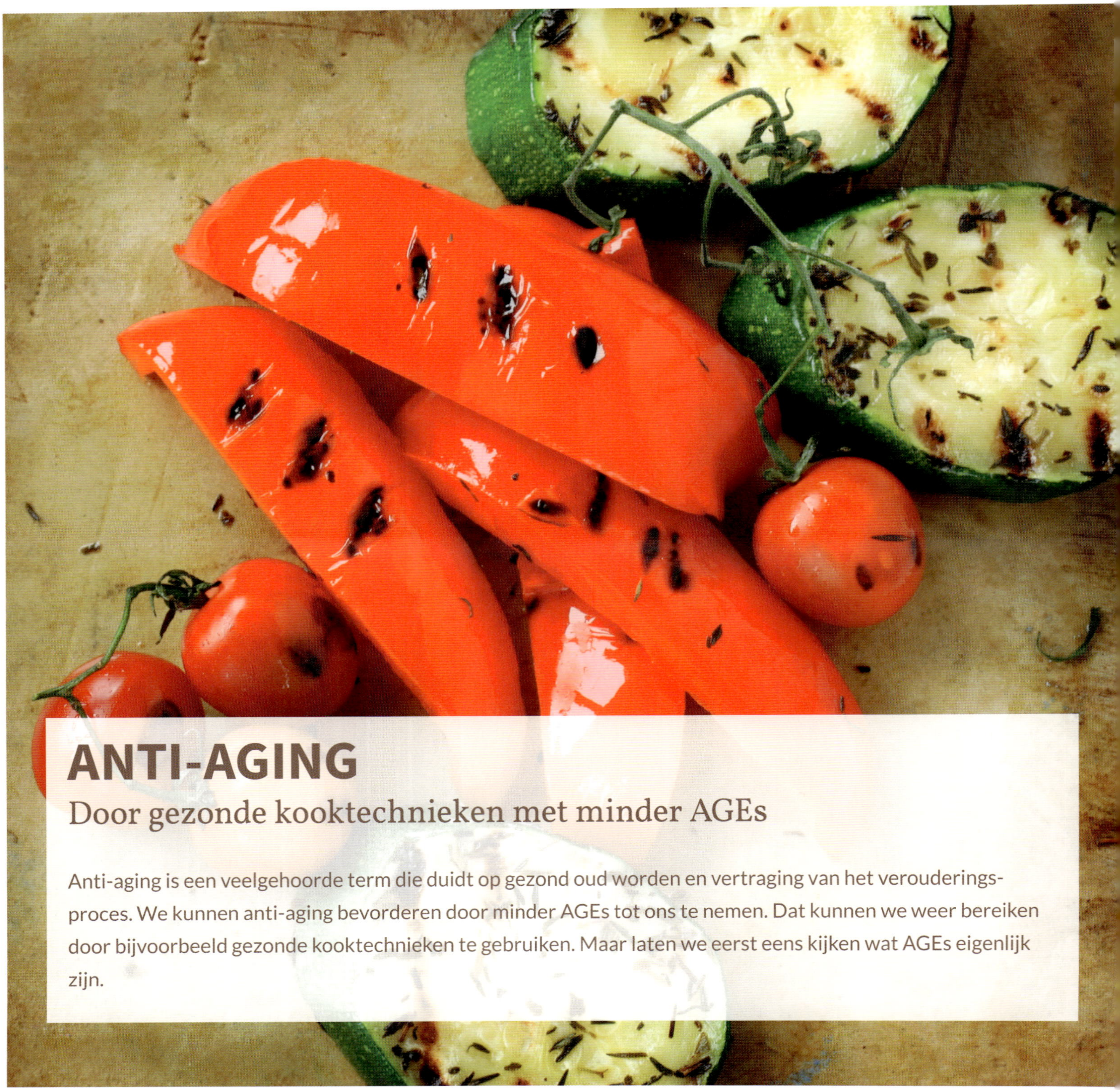

ANTI-AGING

Door gezonde kooktechnieken met minder AGEs

Anti-aging is een veelgehoorde term die duidt op gezond oud worden en vertraging van het verouderingsproces. We kunnen anti-aging bevorderen door minder AGEs tot ons te nemen. Dat kunnen we weer bereiken door bijvoorbeeld gezonde kooktechnieken te gebruiken. Maar laten we eerst eens kijken wat AGEs eigenlijk zijn.

Wat zijn AGEs?

AGEs staat voor *Advanced Glycation Endproducts*: verbindingen tussen suikers en eiwitten*) in de voeding. Deze verbindingen vormen sterke vrije radicalen die gezond oud worden in de weg staan. AGEs ontstaan uit de zogenaamde Maillard-reactie: de prachtige bruine kleur (en heerlijke geur) die het bakken van brood en het roosteren van vlees geeft en die je het water in de mond laat lopen.

Lange tijd werd gedacht dat deze AGEs met name voor complicaties zorgden bij mensen met diabetes of hart- en vaatziekten. Dankzij jarenlang onderzoek door professor Helen Vlassara weten we nu dat het een veel groter en serieuzer probleem is. Zelfs bij ongeboren en jonge kinderen kan een overmaat aan AGEs al voor problemen en een zeker overgewicht zorgen en gezond oud worden in de weg staan.

"Met gezond oud worden, kun je niet jong genoeg beginnen"

Mijn lijfspreuk is onlosmakelijk verbonden met het AGEs-probleem. En ook hier geldt wat voor bijna alle voedingsmiddelen geldt: een beetje is niet erg. Daar kan ons lichaam prima mee uit de voeten. Het is de overdaad aan AGEs die in onze eetcultuur zijn intrede heeft gedaan die schadelijk is. Gelukkig is er een hele simpele oplossing: zelf weer in de keuken gaan staan en met de juiste kookmethoden de AGEs-vorming temperen.

*) Suikers en vetten kunnen deze verbinding trouwens net zo gemakkelijk aangaan. Dan hebben we het over ALEs. Deze zorgen voor oxidatie van vetten en hebben net zo'n negatieve uitwerking.

AGEs zorgen voor veel overlast

Suikers binden zich dus met eiwitten en vetten. Daardoor zijn ze niet meer bruikbaar (ze versuikeren als het ware) voor stofwisselingsprocessen die onze energie moeten genereren. Daarbij zorgen ze voor heel wat overlast:

- Ze produceren sterke vrije radicalen die onze celwanden, cellen en ons DNA kunnen beschadigen. Door de verhoging van het vrijeradicalenniveau putten ze dus ook ons antioxidantniveau uit.

- AGEs verstoren de samenwerking tussen onze unieke honger- en verzadigingshormonen (ghreline en leptine). Als deze in evenwicht met elkaar zijn, zullen we niet snel te veel of te vaak eten, maar AGEs remmen de werking van het verzadigingshormoon leptine. In combinatie met de grote hoeveelheden fructose en transvetten in onze voeding lijkt dit een van de belangrijkste oorzaken van de huidige obesitasepidemie te zijn.

- AGEs kunnen zorgen voor immuunproblemen, omdat onze afweer deze overmaat aan AGEs als gevaarlijke indringers beschouwt. Hierdoor verhogen AGEs ook het ontstekingsniveau. Aangezien al onze westerse welvaartziektes als ontstekingsziektes kunnen worden beschouwd, is een laag AGEs-niveau voor iedereen, of je nu gezond of ziek bent, een must.

- AGEs kunnen bij een overmaat als een soort 'lijmstof' gaan reageren en op deze manier verlies van flexibiliteit veroorzaken van bijvoorbeeld ons vaatsysteem, onze botten, spieren, gewrichten en huid. Hoge bloeddruk, aderverkalking, plaquevorming, botontkalking, stijfheid, nierklachten, degeneratieve hersen- en oogziekten, vroegtijdige veroudering en overmatige rimpelvorming kunnen een regelrecht gevolg zijn van te veel AGEs.

- Een overmaat aan AGEs zorgt voor oxidatie van vetten, mede veroorzaker van buikvet, insulineresistentie, diabetes en hart- en vaatziekten.

Hoe we aan te veel AGEs komen

AGEs zitten van nature in voeding

Dat is altijd al zo geweest en zal altijd zo blijven. De top 4 van voedingsmiddelen die van nature rijk zijn aan AGEs – vlees, vis, zuivel en noten – zijn voedingsmiddelen die we als oermens ook al aten. Ons lichaam kan deze AGEs prima afbreken. Het probleem zit in de vaak vele bewerkingen die wij deze voedingsmiddelen laten ondergaan. Het aantal AGEs kan meer dan vertienvoudigd worden door de bereiding:

BEREIDINGSMETHODE	AGES PER 85 GRAM
Kip, rauw	700
Kip, gepocheerd of gekookt	1.000
Kip, geroosterd	4.300
Kip, gebraden	5.250
Kip, gefrituurd	6.700
Kipnuggets	8.000
Gegrilde biefstuk	7.764
Gestoofd rundvlees	2.200
Varkenshaas in wijn en bouillon gegaard	1.206
Gebakken bacon (2 plakjes)	11.000
Big Mac (1 stuk)	17.100
Dubbele cheeseburger	18.000
Pizzapunt	8.029

De AGEs zijn weergegeven in KE (kilo-eenheden) per portie van 85 gram.

Bron: Het Anti-AGE-dieet van Helen Vlassara

Volgens de onderzoekers is 8.000 KE per dag een hoeveelheid die ons lichaam kan afbreken. Meer dan 8.000 KE per dag wordt problematisch voor onze gezondheid. Ook geraffineerde suikers en fructose (die in een overvloed in onze voeding verwerkt zijn) zorgen voor veel meer vorming van AGEs dan natuurlijke suikers. Een logisch gevolg van het feit dat natuurlijke suikers wel beschikken over vitamines, mineralen en beschermende stoffen.

AGEs zijn een bijproduct van onze stofwisseling

AGEs ontstaan simpelweg in ons lichaam als bijproduct van onze stofwisseling. Hoge bloedsuikerspiegels, een hoog insulineniveau, een slechte nierfunctie en een hoge BMI zorgen voor een hoger AGEs-gehalte.

Mensen met een hoge BMI en/of diabetes hebben de hoogste gehalten aan AGEs. Maar zorgen hoge waarden van AGEs voor overgewicht en diabetes of is het andersom? In proeven met diabeten leidde een anti-AGEs-leefstijl in elk geval vaak tot gewichtsverlies en een betere insuline-glucosehuishouding, aldus professor Vlassara.

Maar ook bij niet-diabeten en mensen met een gezonde BMI zorgen hoge bloedsuikerspiegels voor AGEs. Daarom is laag-glycemisch eten voor elk mens gezond.

Bewerking en bereiding zorgt voor meer AGEs

Door de manier waarop we ons voedsel tegenwoordig bewerken en bereiden, zitten er meer AGEs in onze voeding dan ooit tevoren:

- Door de vele bewerkingen die voeding ondergaat, denk maar aan de verwerking van melk tot melkpoeder, van ei tot eipoeder, het pasteuriseren, steriliseren en raffineren.

- Door het hoge gebruik van (donkere) frisdranken.

- Door de vele synthetische smaak- en aromastoffen die aan voeding worden toegevoegd Iets wat natuurlijk oogt, zoals aarbei-aroma, is vaak van synthetische afkomst.

- Door de hoge mate van industrieel (trans)vet. Vet dat verhit wordt, bevat meer AGEs dan onverhit vet. Bedenk dat in alle kant-en-klare producten met (trans)vet de vetten al flink verhit zijn geweest en dat het in jouw keuken voor een tweede en soms wel derde keer verhit wordt. Elk niet-biologisch*) pakje, zakje, ovenfrietje, soepje, koekje of ander kant-en-klaarproduct heeft al een flinke verhitting ondergaan en bevat dus al veel meer AGEs dan wanneer je je eigen voedsel bereidt.

- Door de hoge mate van glucose- en fructosegebruik in inmiddels bijna alle zoete kant-en-klare producten.

- Door steeds groter wordende porties met steeds meer verslavende voedingsmiddelen zijn we meer AGEs gaan eten. Denk bijvoorbeeld aan fructose, glutamaten, exorfines uit tarwe, melk en soja.

Zie www.rinekedijkinga.nl > weetjes > melk > exorfinebelasting

*) Biologische producten bevatten geen transvetten.

We produceren zelf AGEs in onze eigen keuken

Nagenoeg al het voedsel dat onze zintuigen het meest kan verleiden, bevat een hoge mate aan AGEs. Denk aan bakken, grillen, frituren, roosteren, gratineren en karamelliseren. Hoe hoger de temperatuur en hoe langer de bereidingstijd, des te meer AGEs.

Tips om AGEs te verminderen

Om de hoeveelheid AGEs drastisch te verminderen, zouden we weer baas moeten worden in eigen keuken en alle industrieel bereide voeding zo veel mogelijk laten staan.

Een aantal tips om met hoge AGEs-waarden af te rekenen:

TIP Maak altijd gebruik van lage temperaturen. Dan duurt het iets langer voor je gerecht klaar is, maar heb je veel minder AGEs.

TIP Ook koken, stomen en pocheren zijn sublieme manieren om de temperatuur te verlagen. Dus gaar je gehaktballetjes bijvoorbeeld in een bouillon, tomatensaus of curry in plaats van ze te bakken.

TIP Wil je toch bakken, kies dan voor een laag vuur. Gebruik een zuivere olie (bijvoorbeeld olijfolie, kokosolie, roomboter, ghee of rijstolie) en doe er 2 tot 3 minuten na het aanbraden een scheutje water, wijn of bier bij. Daarna kun je het vuur wat hoger zetten.

TIP Water toevoegen aan dierlijke eiwitten verlaagt de AGEs-vorming aanzienlijk. Ook het toevoegen van een beetje zuur (wijn, citroen, azijn) aan de vloeistof waarin je pocheert, verlaagt de AGEs-vorming nog eens met zo'n 25 tot 30%. Voeg niet te veel zuur toe, want dan wordt je gerecht niet gaar.

TIP Je vlees minimaal 1 tot nog beter 12 uur marineren in wijn, bier of een marinade van azijn of citroensap remt de AGEs-vorming aanzienlijk. Gemarineerd vlees uit de supermarkt met suikers geven juist meer AGEs-vorming. Dus ook een marinade in ketjap is geen oplossing om AGEs te verminderen.

TIP Doe brood niet in het broodrooster, tenzij je heel weinig AGEs in je voeding hebt.

TIP Als je zelf bakt (pannenkoek, brood of koekjes) vermijd dan de bruine verkleuring. Goudgeel is prima.

TIP Wil je kaas op een ovengerecht gebruiken, doe de kaas er dan pas over als de oven al uit is. Het smelt dan zeker nog, maar je voorkomt de bruine gratinlaag die zo veel AGEs veroorzaakt.

TIP Eet laag glycemisch. Bij hoge bloedsuikerwaardes binden suikers zich sneller met eiwitten tot AGEs. Ook gaat AGEs-vorming veel sneller met industrieel fructose dan met fructose in zijn natuurlijke vorm. Wil je geen industriële fructose eten (gemaakt uit mais) dan zul je echt je zoete versnaperingen zelf moeten maken.

TIP Probeer vetten zo weinig mogelijk te verhitten. Gebruik weinig vet bij de bereiding van je voeding en voeg het pas toe als je de pan van het vuur hebt gehaald. Olijfolie geeft bij verwarming de minste AGEs. Bewerkte vetten als bak- en braadproducten geven de meeste AGEs.

TIP Koop ongebrande noten of notenpasta. Gebrande noten zijn aan behoorlijke verhitting blootgesteld en bevatten daardoor meer AGEs en minder gezonde vetten. Thuis kun je ze wel op een heel laag pitje roosteren, zodat het fytinezuur wordt afgebroken. Eet je weinig brood (en dus fytinezuur,) dan kun je noten prima ongebrand eten.

TIP Gegrilde groenten kennen niet de overmaat aan AGEs van gegrild vlees en vis. Verwen je smaakpapillen daarom regelmatig met gegrilde groenten.

TIP Eieren koken, pocheren of er een roerei van maken, is gezonder dan een ei bakken. Het eiwit van een ei bevat minder AGEs dan het eigeel. Dus als je regelmatig vlees, vis, gesmolten kaas én eieren eet, kun je beter alleen het eiwit gebruiken. Bij normaal gebruik eet je gerust de dooier die wat meer AGEs-vorming geeft, want deze bevat waardevolle stoffen voor ons brein en hormoonsysteem.

TIP Ben je je even helemaal te buiten gegaan aan AGEs op een feestje of barbecue? Verminder de AGEs-inname de dagen daarna dan even heel drastisch en voer je inname van antioxidanten sterk op.

TIP Royaal gebruik van kruiden en specerijen heeft drie grote voordelen: de aanwezige antioxidanten kunnen AGEs opruimen, je vermindert de AGEs-vorming en je smaakpapillen worden geprikkeld met stoffen die wel goed zijn voor je gezondheid.

TIP Magere dierlijke producten, zoals vlees, melk, kaas en zuivel, bevatten van nature minder AGEs dan vette. Dus zeker in een gebakken of gegrild gerecht is de magere variant een gezondere keuze.

TIP Als je besluit het roer om te gooien, zorg dan ook direct voor minder ALEs. Geoxideerde vetten zijn net als AGEs sterke vrije radicalen. Helaas ontstaan ALEs ook deels door onze eigen bereidingswijzen: vis frituren of grillen, lijnzaad of hennepzaden op hoge temperaturen in de oven verhitten, flessen olie open laten staan etc.

Meer informatie en tips vind je in het boek van Helen Vlassara **'Het anti-AGE-dieet'.**

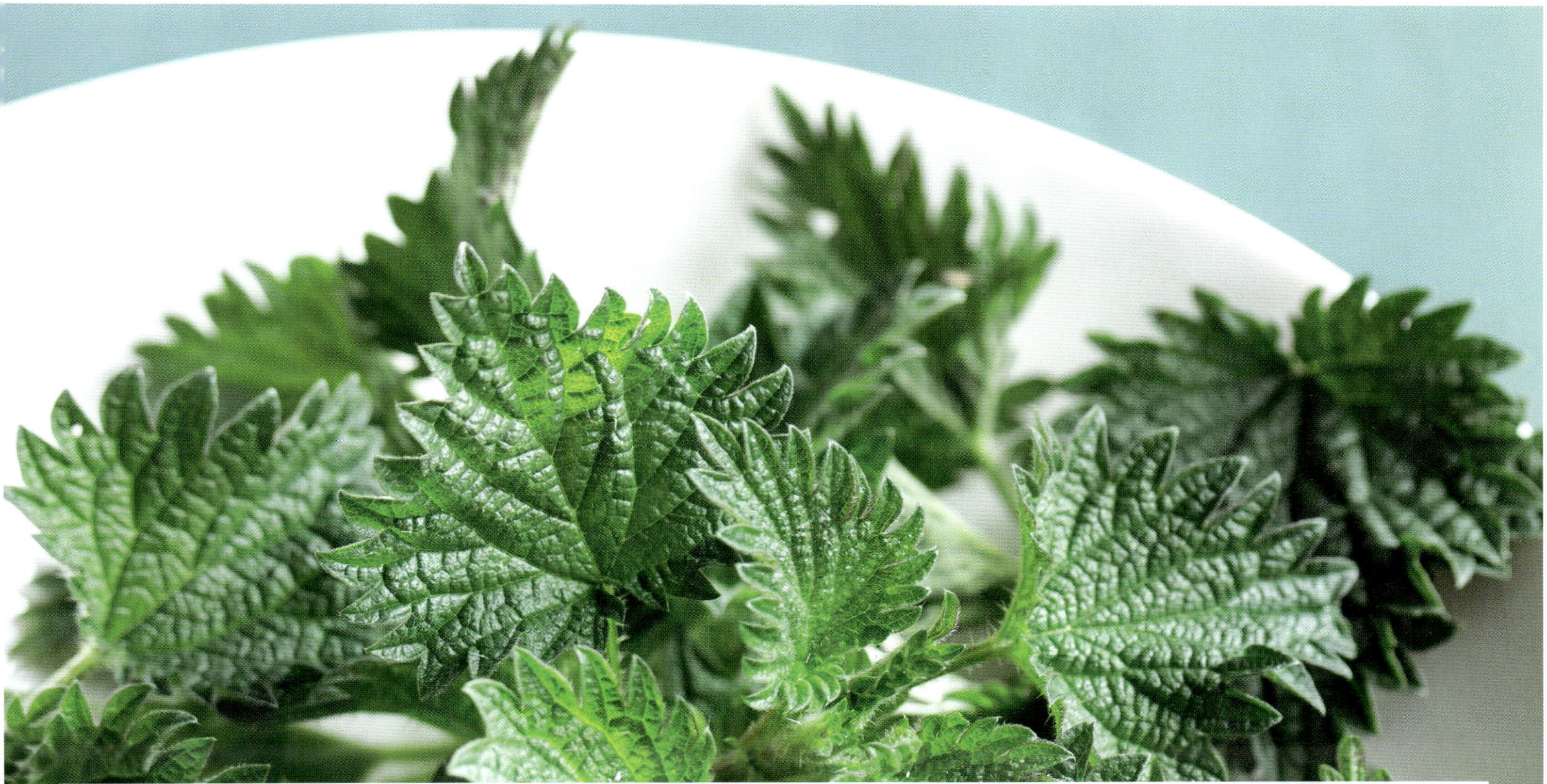

BOTONTKALKING

Osteoporose: wat kun je er zelf aan doen?

"Iedere zes minuten breekt er in Nederland iemand een skeletdeel als gevolg van osteoporose. Bij mensen onder de 55 jaar worden geen osteoporosegegevens bijgehouden, maar osteoporose komt wel bij jongeren voor. Wat feiten op een rij:

- 70% van de mensen met osteoporose weet zelf niet dat ze het hebben (zij zijn niet gediagnosticeerd).
- 70% van de mensen met een gediagnosticeerde osteoporose wordt niet adequaat behandeld met anti-osteoporosemedicijnen.
- 80% van de mensen boven de 55 jaar, die met een breuk in het ziekenhuis komen, wordt niet nader onderzocht op osteoporose."

(citaat Osteoporose Stichting)

De feiten over botontkalking

Vanaf ons 35-ste levensjaar neemt onze botdichtheid af. Er wordt vanaf dat moment meer botmassa afgebroken dan er wordt aangemaakt. Hoe groot deze afbraak is, is grotendeels afhankelijk van onze voeding en leefwijze.

We hebben in onze botten cellen die we osteoclasten noemen (dit zijn de cellen die afgedankte botcellen opruimen) en osteoblasten (de cellen die nieuw, gezond botweefsel opbouwen of herstellen met behulp van heel veel voedingsstoffen). De balans tussen deze opbouw en afbraak bepaalt hoe gezond onze botten zijn. Er is lange tijd gedacht dat osteoclasten niet weer in staat zouden zijn om nieuw, gezond botweefsel te maken als er eenmaal botontkalking is ontstaan. Dit blijkt gelukkig niet te kloppen. Ook op hogere leeftijd kan opbouw en herstel plaatsvinden, mits voeding en leefstijl dit kunnen realiseren.

De reguliere diagnose en behandeling

Osteopenie = het voorstadium van botontkalking (de botmassa is lager dan die van een gezond persoon, maar wel hoger dan van iemand met botontkalking).

Osteoporose = er is botontkalking.

De diagnose kan zijn dat er sprake is van osteopenie of osteoporose. De diagnose wordt gesteld met een soort röntgenfoto die de botmassa meet: meestal de DEXA-scan. Hiermee wordt de BMD *(Bone Mineral Density)* bepaald. De T-score die hieruit volgt, vergelijkt de waardes met de botdichtheid van een jonge vrouw, bij wie de botdichtheid nog op zijn hoogst is. Het is dus niet heel vreemd dat veel scans een negatieve uitslag geven: vanaf ons 35-ste levensjaar neemt de botdichtheid immers af.

Botmassa (zoals gemeten wordt) en botsterkte zijn niet hetzelfde. Iemand met een verminderde botmassa kan toch sterke botten hebben. De botsterkte lijkt steeds meer de beslissende factor te zijn: er zijn steeds meer mensen met goede uitslagen die toch spontane botbreuken oplopen.

De grens tussen osteopenie en osteoporose wordt regelmatig naar beneden bijgesteld, zodat steeds meer mensen de diagnose osteoporose krijgen.

De Z-score houdt wel rekening met leeftijd, gewicht, geslacht en ras. Dat laatste is relevant omdat het verschil in osteoporose per land zeer groot is. Er zijn ook gebieden met 80-jarige vrouwen die totaal geen last hebben van osteoporose.

Veel medicijnen die ingezet worden tegen (meestal hormonen of bifosfonaten) zorgen ervoor dat de afbraak vermindert, maar doen weinig tot niets aan de opbouw van de botten. Het gros van de mensen merkt pas dat ze botontkalking hebben als ze in het ziekenhuis belanden met een botbreuk.

Factoren die botontkalking in de hand werken

- Erfelijke aanleg.
- Kleine, tengere lichaamsbouw.
- Weinig lichaamsbeweging of langdurige bedlegerigheid.
- Slechte voedingstoestand of te weinig bewegen als opgroeiend kind.
- Regelmatige afslankkuren.
- Regelmatig gebruik van laxeermiddelen.
- Gebruik van medicijnen als corticosteroïden, maagzuurbinders, langdurig antibioticagebruik, anticonceptiepillen, cytostatica, antistollingsmiddelen, antipsychotica, immunosuppressiva, cholesterolverlagers en plaspillen.

- Langdurige darmstoornissen, waardoor de opname van veel voedingsstoffen verlaagd is.
- Schildklierklachten.
- Overgang.
- Roken, omdat dit tot vitamine C- en D-tekorten leidt, maar ook omdat calcium hierdoor wordt gebonden en niet kan worden opgenomen in onze botten.
- Stress, omdat dit zorgt voor een verhoogde behoefte aan vitaminen en mineralen. Met name magnesium, dat heel weinig voorkomt in onze huidige voeding en zeer belangrijk is voor de opname van calcium.
- Te weinig bewegen. Beweging waarbij je je botten belast, vertraagt de botafbraak. Bewegen zorgt ook voor een betere doorbloeding, zodat botweefsel beter bevoorraad wordt met voedingsstoffen en zuurstof. Welke beweging je ook kiest, het is goed. Maar belasting van je botmassa door te wandelen, blijft voor botten de belangrijkste vorm van bewegen.
- Te weinig maagzuur: de mineraalopname in ons lichaam is afhankelijk van de zuurgraad in de maag en dunne darm. Bij veel mensen is deze verstoord (ook vaak door het gebruik van maagzuurremmers).

Leestip: 'Waarom maagzuur goed voor je is' van dr J.V. Wright.

Negatieve invloeden uit voeding en gewoontes

Er zijn heel wat voedingsmiddelen en gewoontes die een negatieve invloed hebben op botontkalking:

Te veel (dierlijke) eiwitten

Hoe meer dierlijke eiwitten, hoe hoger de uitscheiding van calcium. Iemand die veel dierlijke eiwitten eet, heeft dus een veel hogere calciumbehoefte. Onvoldoende eiwitinname is echter nog slechter voor botten. 50% van het botvolume wordt gevormd uit eiwitten. En ook voor behoud van spiermassa (zeer belangrijk bij botontkalking) is eiwit heel belangrijk. De kunst is dus om wel eiwitten te eten, maar deze voor een groot deel uit plantaardige bronnen te halen en ruimschoots te compenseren met groente, fruit en zure melkproducten. Zie weetje Eiwitten en Aminozuren.

Te veel fytinezuur uit granen

Zemelen, brood, pasta, crackers en pasta's bevatten vaak veel fytinezuur. Het toepassen van een lange rijstijd kan het fytinezuur grotendeels onwerkzaam maken. Zie weetje Fytinezuur.

Te veel cafeïne

Cafeïnehoudende dranken als koffie, zwarte thee, cola en cacao zorgen voor een verhoogde uitscheiding van calcium en magnesium met de urine. Zeker na de overgang heeft te veel koffie een negatieve invloed op de botdichtheid.

Alcohol

Ook alcoholische dranken hebben een negatieve invloed op onze calcium- en magnesiumstatus.

Te veel fosfaten

In veel voeding zit fosfaat, bijvoorbeeld vleeswaren, frisdranken, conserveringsmiddelen, blikgroenten, kant-en-klare maaltijden en sauzen, melkpoeder en smeerkaas. Als onze fosforinname hoger is dan onze calciuminname, heeft dat een negatieve invloed op onze botmassa. Het bindt dan namelijk calcium, voordat het kan worden opgenomen, of het onttrekt zelfs calcium aan onze botten. Op de etiketten van producten staat fosfor vermeld met E-nummer E338 tot en met E341, als fosforzuur of met benamingen als dikalium-waterstoffosfaat, altijd eindigend op fosfaat.

Suikers

Suikers onttrekken bij hun verbranding essentiële vitaminen en mineralen uit ons systeem. Deze kunnen dan niet meer worden aangewend voor onze botten. Ook de overmaat aan fructose heeft een negatief effect op botontkalking. Denk ook aan de 'verborgen' suikers in frisdrank, koekjes, tussendoortjes etc.

Te veel oxaalzuur in groenten

Groenten als rabarber, spinazie en postelein bevatten veel oxaalzuur. Bij dergelijke groenten is het erg belangrijk om een calciumbron toe te voegen: doe een beetje krijt in rabarber, een scheutje room in de spinazie of gooi het kookvocht weg. Maar laat je er niet van weerhouden om deze groenten regelmatig te eten. Van de koude grond of biologisch verbouwd, bevatten ze veel minder oxaalzuur. Bovendien heeft een beetje oxaalzuur ook weer positieve eigenschappen.

Cola

Cola bevat vijf stoffen die negatief op onze botten werken, namelijk fosfor, oxaalzuur, cafeïne, veel suiker en zout. Geen wonder dus dat er al pubers zijn bij wie de botontkalking is ingezet.

Te veel zuurvormend voedsel

Ons lichaam gedijt eigenlijk alleen bij een overschot aan basen. Ons huidige voedselpatroon zorgt juist voor een overschot aan zuren. De grootste zuurvormers zijn koffie, suikers en dierlijke eiwitten (vooral kaas). De grootste basevormers zijn groenten en fruit. Als ons bloed te zuur wordt, wordt er calcium en andere mineralen aan onze botten onttrokken, want deze kunnen het bloed weer basischer maken.

We drinken te weinig

We drinken te weinig. Water is echter hét transportmiddel voor de aanvoer van voedingsstoffen en de afvoer van afvalstoffen naar alle delen van ons lichaam.

We eten te veel geraffineerde producten

Denk daarbij aan witte suiker, witmeelproducten, witte rijst en keukenzout. Dit zijn voor ons lichaam in feite 'lege' voedingsmiddelen. Ze zijn ontdaan van hun vitamines, mineralen en sporenelementen die we wel nodig hebben om deze voedingsmiddelen te kunnen verbranden. Daarom worden ze aan ons lichaam onttrokken om ze toch te kunnen verteren. Suikers zijn wellicht de grootste veroorzaker van de toename van botontkalking op jonge leeftijd.

Te veel zout en kant-en-klare producten

Zout verhoogt de uitscheiding van calcium en mineralen via de nieren.

Te veel soja

Door het gezonde imago van soja denken veel mensen er goed aan te doen om veel soja te eten of te drinken. Het is om meerdere redenen, zeker bij botontkalking, aan te raden om niet te veel soja te gebruiken. Gefermenteerde soja als miso en tempé is wel goed.

Fluor

Zoals we al geruime tijd weten, zorg fluor voor heel wat gezondheidsklachten. Fluor kan onder andere botontkalking veroorzaken en/of verergeren. Het lost als het ware het collageen in ons lichaam op en gaat de mineralisatie van onze botten tegen. Gelukkig is er voldoende aanbod van tandpasta's zonder fluor. Voldoende magnesium in de voeding is belangrijk om fluor te neutraliseren.

Melk is goed voor onze botten, toch?

Hoewel we worden opgevoed met de stelling dat melk goed is voor onze botten lijkt het tegenovergestelde eerder waar. In landen waar veel melk wordt gedronken, komt botontkalking meer voor. Daar komt ook de hilarische uitspraak van voedingsepidemioloog Walter Wallet vandaan: *"Wie botbreuken wil voorkomen, kan beter zijn koe niet meer melken, maar de koe mee uit wandelen nemen."*

In melk bevindt het calcium zich als calciumcarbonaat. Dit is helaas ook de vorm die in de goedkopere supplementen gebruikt wordt. Dit is een voor de mens slecht opneembare vorm van calcium. Ook bevat melk verzadigd vet, wat de opname van calcium vermindert. En als laatste bevat melk de mineralen calcium-magnesium en fosfor in een voor de mens ongeschikte verhouding. Omdat een kalfje zo snel moet groeien, bevat koemelk veel fosfor (ten opzichte van moedermelk). Dit hoge fosforgehalte is weer mede verantwoordelijk voor de slechte opname van calcium bij mensen.

In tegenstelling tot wat iedereen vaak denkt, is zuivel een slecht opneembare vorm van calcium. Eet daarom ruim voldoende goed opneembare calciumrijke voeding: groente, amandelen, tempé, vijgen, tahin, sesamzaad, hazelnoten, pistachenoten, sinaasappels, haring en olijven.

Positieve invloeden uit voedingsstoffen

Gelukkig zijn er ook voedingsstoffen met een positieve invloed op botontkalking:

Vitamine D

Vitamine D wordt onder invloed van zonlicht door onze huid gevormd. Bij het ouder worden, gaat dit proces steeds moeizamer. Ook mensen die weinig buiten komen, hebben een groot risico op vitamine D-tekort. Daarom wordt suppletie geadviseerd voor mensen boven de 60 jaar. Sinds kort weten we dat geen enkele Nederlander in de donkere maanden voldoende vitamine D kan aanmaken, zelfs niet als we dagelijks buiten komen.

Voeding die vitamine D bevat: levertraan, ei, roomboter, vette vis, vooral haring, zalm, paling en sardines. Maar geen enkel voedingsmiddel bevat voldoende om eventuele tekorten aan te vullen. Voor iedereen met botontkalking is het daarom raadzaam om het vitamine D-gehalte in het bloed te laten bepalen en op basis daarvan een supplement te gaan gebruiken.

Gezonde koudgeperste biologische vetten

Eet regelmatig koudgeperste oliën, noten, zaden, noten- en zadenpasta's. Niet alleen zijn dit gezonde vetbronnen, ze bevatten ook veel mineralen. Een overschot aan verzadigde vetten (in zuivel, vlees, kaas, snacks etc.) zorgt ervoor dat mineralen slecht kunnen worden opgenomen in onze darmen. Dit is wellicht een van de redenen dat veel zuivel (met verzadigd vet) geen optie is.

Magnesium

Eet ruim magnesiumrijke voeding: amandelen, cashewnoten, bladgroenten als spinazie en postelein, broccoli, doperwten, tuinbonen, zwarte chocola, vijgen, dadels, (tarwe)kiemen.

In veel gevallen van botontkalking is het zinvol om magnesium als supplement te gebruiken. Er zit te weinig magnesium in onze bodem om een optimale magnesiumstatus via de voeding te realiseren bij botontkalking. Zeker als groente en fruit niet zeer ruim in de voeding voorkomen, kan suppletie (voor het slapen gaan) zinvol zijn.

De calcium-magnesiumbalans

LET OP: Calcium gebruiken als er onvoldoende magnesium is, heeft weinig tot geen zin. Magnesium is nodig voor de stofwisseling van calcium en vitamine D. Het vreemde is dat het gros van de mensen geen calciumtekort heeft, maar een flink magnesiumtekort. Toch wordt vaak alleen calcium + vitamine D voorgeschreven. Het is aan te bevelen om zeker net zo veel magnesium als calcium te gebruiken. Bij mensen met een stressvol leven en/of een hoog medicijngebruik (bijvoorbeeld plaspillen en maagzuurremmers) is het belangrijk om twee keer zo veel magnesium als calcium te gebruiken. Een hogere calciuminname leidt automatisch tot een hogere behoefte aan magnesium. Via de voeding is het bijna onmogelijk om dan voldoende magnesium binnen te krijgen. Daarom is het verstandiger om magnesium in een goed opneembare (organische) vorm te suppleren.

Fytho-oestrogenen

In de menopauze daalt de oestrogeenproductie sterk. In de eerste twee jaren van de menopauze verliezen vrouwen gemiddeld 6% van hun botmassa. Plantaardige oestrogenen uit soja, haver, pompoen, bessen, lijnzaad en peulvruchten lijken botontkalking te kunnen vertragen en zelfs de botdichtheid te kunnen vergroten. De omzetting van deze fyto-oestrogenen in bruikbare stoffen is wel afhankelijk van voldoende gezonde darmbacteriën.

Vitamine K2

Lange tijd werd er gedacht dat vooral vitamine K1 uit groente, algen en fruit de belangrijkste vitamine K-bron voor onze botten was. Inmiddels weten we dat het juist vitamine K2 is die botontkalking (en ook aderverkalking) tegengaat. Vitamine K2 zorgt onder andere voor de inbouw van calcium in de botten en het activeert de osteoclasten. Vitamine K2 zit in het bijzonder in gefermenteerde producten: natto, miso, zuurkool, yoghurt en kwark. Bij voorkeur de biologische zuivel, vanwege het fermentatieproces.

Borium

Borium is zeker voor post-menopauzale vrouwen van groot belang. De rijkste bron hiervoor zijn gedroogde pruimen. Uit een onderzoek bij post-menopauzale vrouwen bleek dat elke dag een paar gedroogde pruimen een zeer positief effect op de botdichtheid heeft[*)]. Gedroogde pruimen voorkomen niet alleen botverlies, maar kunnen het botverlies ook weer omkeren.

Eet er elke dag een paar, het liefst al voor de menopauze zijn intrede doet. Daarmee sla je een aantal vliegen in één klap, want gedroogde pruimen hebben ook nog eens een bijzonder gunstig effect op de darmwerking. En de stof chlorageenzuur in gedroogde pruimen is een natuurlijke rustgever. Dus ook de onrust die vaak met de overgang gepaard gaat, wordt tegengegaan door pruimen.

Ook appel- en druivenpitten, pastinaken en dadels zijn rijk aan borium. Andere voedingsmiddelen met borium zijn noten, kokos, kurkuma, komijn en gedroogde peterselie.

*) Er werd tijdens het onderzoek ook 500 mg calcium + 400 IE aan de testpersonen gesuppleerd.

Silicium

Silicium is net als magnesium belangrijk om calcium in te kunnen bouwen en nieuwe osteoblasten te maken. Silicium zorgt bovendien voor sterke botten. Niet zozeer harde botten, maar sterke botten beschermen ons tegen breuken. Veel medicijnen zijn gericht op het verkrijgen van hardere botten.

Silicium zit bijvoorbeeld in haver, gerst, gierst, brandnetel, heermoes, bamboe, champignons, de schil van vruchten, citrusvruchten en in pectine uit bijvoorbeeld appelpitten of -schil. En in sommige gebieden bevat leidingwater behoorlijk wat silicium.

Als je de schil van vruchten wilt eten, is het trouwens wel raadzaam om voor biologisch fruit te kiezen. Alleen organische silicium kan goed worden opgenomen door onze spijsvertering. Gebruik je silicium als supplement, kies dan bij voorkeur een vloeibaar middel.

Zwavelhoudende voedingsstoffen

Ook zwavelhoudende voedingsstoffen zijn zeer essentieel bij veel vitale processen in het lichaam, ook voor de botten. Dagelijks knoflook, ui, en regelmatig avocado en ei zijn erg gezonde voedingsstoffen om je zwavel op peil te houden.

Een goede zuur-basebalans

De basische voedingsmiddelen moeten de overhand hebben in ons dagelijkse voedingspatroon. De ideale verhouding voor ons lichaam is 80% zwak basische en basische voedingsmiddelen en 20% zuurvormende voedingsmiddelen. Basische voedingsmiddelen laten een basische rest achter in ons lichaam, zure voedingsmiddelen een zure rest. Ons lichaam kan eigenlijk alleen goed functioneren bij een basische rest. Bij te veel zuren worden er mineralen aan onze botten onttrokken. Met behulp van deze mineralen wordt ons bloed weer basisch gemaakt, maar helaas ten koste van onze botten.

In onderstaande tabel zie je van een aantal voedingsmiddelen in welke categorie (zuurvormend of basisch) ze vallen:

STERK ZUURVORMEND	ZUURVORMEND	ZWAK ZUURVORMEND/ZWAK BASISCH	BASISCH	STERK BASISCH
Alcohol	Gezwavelde zuidvruchten	Crème fraîche	Amandelen	Aardappelen
Eigeel	Granen/meel	Eiwit	Biogarde	Fruit (m.n. abrikoos, banaan)
Frisdranken	Hüttenkäse	Yoghurt	Karnemelk	Groenten (m.n. spinazie)
Haver/bruine rijst	Kwark	Noten (m.u.v. walnoten)	Koffie	Groentesappen
Kaas	Peulvruchten	Oliën/vetten	Melk	Kruidenthee/water
Soja	Pinda's	Ongezwavelde zuidvruchten	Paddenstoelen	Mineraalwater
Suikers	Vlees/vis	Roomboter	Sperziebonen	Rode wijn
Vleeswaren	Walnoten	Zaden	Witte wijn	Spirulina/tarwegras/gerstegras
Witmeelproducten		Zure room	Zonnebloempitten	Vruchtensappen
Zwarte thee				

Er zijn meer factoren dan voeding alleen die uiteindelijk bepalen of er zuren of basen overblijven. Stress, voldoende vocht, voldoende mineralen in je voeding, een evenwichtige bloedsuikerspiegel en een gezonde maag-, nier- en darmfunctie spelen ook allemaal een rol in het zuur-base-evenwicht.

Meer voedingsstoffen voor gezonde botten

Ook deze 'bouwstoffen' zijn voor onze botten van groot belang: de vitaminen A, C en E, het mineraal zink en de sporenelementen koper, mangaan en fluor. Al deze stoffen moeten we voldoende uit onze voeding zien te halen of aanvullen met behulp van supplementen.

Een aantal tips bij botontkalking

TIP 's Nachts is de activiteit van onze botvormende cellen het grootst. Daarom is het belangrijk om voor het slapen gaan nog iets van mineralen in te nemen. Slik je supplementen, dan is dit het beste moment om ze in te nemen.

TIP Calciumsupplementen hebben een nadeel: als je er te veel van gebruikt, bestaat er een grotere kans op hart- en vaatziekten. Bij mensen met hart- en vaatproblemen is voeding nog meer de aangewezen factor om extra calcium te verkrijgen.

TIP Gezonde, goed functionerende maag en darmen zijn van uitermate groot belang. Zij bepalen in welke mate je lichaam in staat is om voedingsstoffen daadwerkelijk op te nemen. Goede darmbacteriën verhogen bijvoorbeeld de opname van calcium en andere mineralen. Zorg dus goed voor je maag en darmen.

TIP Je kunt nog zo gezond eten, gezondheid staat of valt met het kunnen opnemen van de juiste voedingsstoffen. Gebruik geen laxeermiddelen (ook niet als thee) of te veel (tarwe)zemelen om je darmen op gang te houden. Deze remmen de mineraalopname of zorgen voor een verhoogde uitscheiding van mineralen. De belangrijkste voorwaarden voor gezonde darmen zijn: voldoende vet, oplosbare vezels, vocht, stressbeperking, voldoende magnesium en voldoende eiwitten.

TIP Als je twijfelt aan de mineralenbalans in jouw lichaam, bijvoorbeeld door medicijngebruik, langdurige stress of leef- en voedingsgewoontes, kan een haaranalyse (aan te vragen via een orthomoleculair arts of therapeut) uitsluitsel geven.

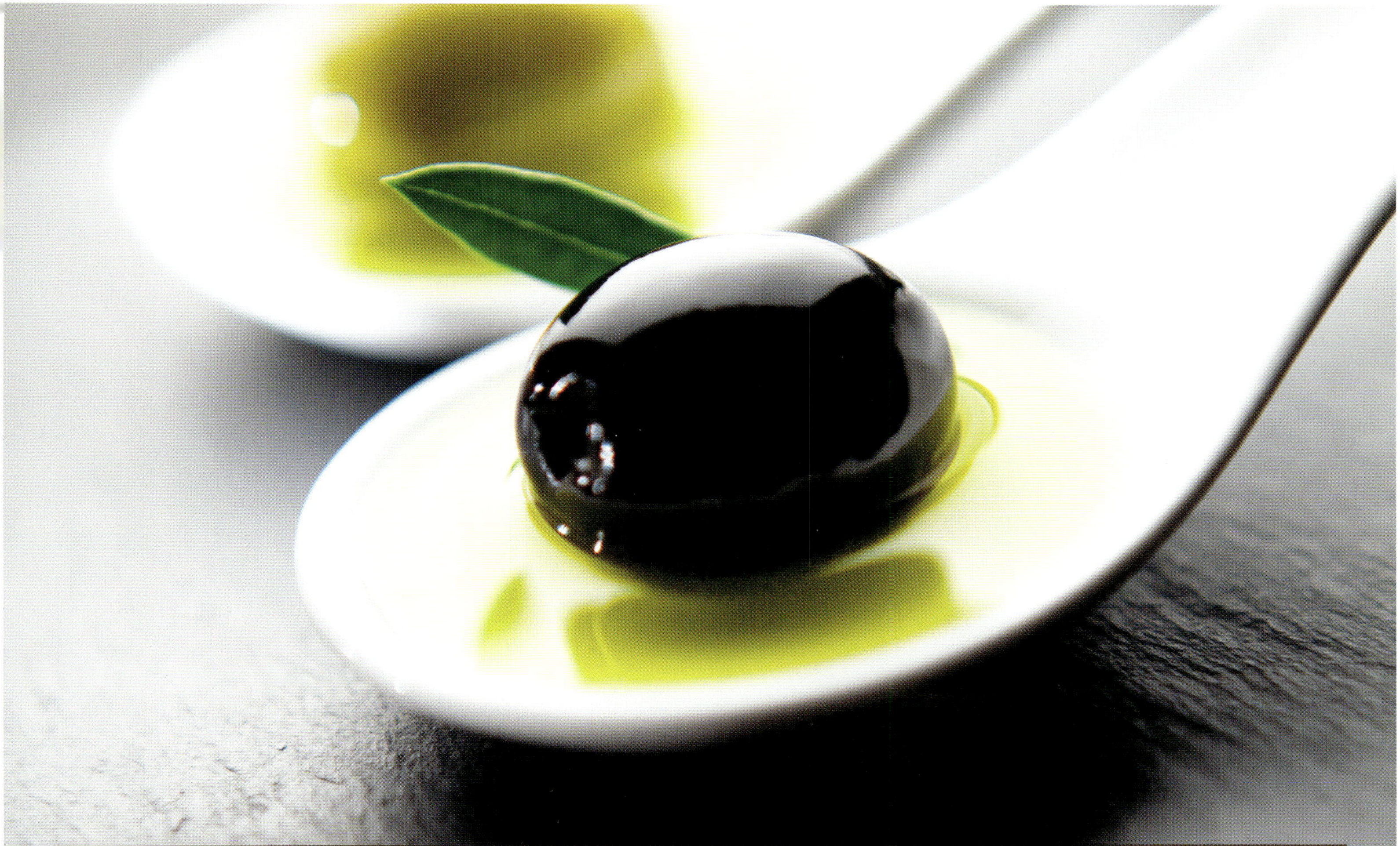

CHOLESTEROL

Vriend in plaats van vijand

Een derde van de Nederlanders heeft een verhoogd cholesterol. Vaak worden er cholesterolremmers ingezet en worden vet en eieren zo veel mogelijk vermeden. Maar dit verhaal heeft twee kanten. Cholesterol is namelijk geen 'foute' stof. Er zijn veel onderzoeken die uitwijzen dat noch cholesterol, noch verzadigd vet hart- en vaatziekten veroorzaken. Sterker nog, er zijn honderden onderzoeken waaruit blijkt dat juist een te laag cholesterol onwenselijk is.

Waarom cholesterol nodig is

Cholesterol is dus geen 'foute stof'. Cholesterol is een bouwsteen voor onze gezondheid:

- Cholesterol is nodig voor de productie van heel wat hormonen: oestrogeen, progesteron, testosteron, cortisol, aldosteron etc.

- Het is nodig om galzuren en vitamine D te maken.

- Cholesterol is van absoluut belang om de vetoplosbare vitamines op te nemen (A, D, E, K).

- Het is een wezenlijk onderdeel van onze celmembranen. En gezonde celmembranen zijn een primaire voorwaarde voor onze gezondheid.

- Ruim 25% van alle cholesterol bevindt zich in onze hersenen. Hier is het essentieel voor de prikkeloverdracht en het functioneren van serotonine, maar ook voor de aanvoer van beschermende stoffen en gezonde vetten.

- Ook is cholesterol zeer belangrijk tijdens de zwangerschap, voor een goede ontwikkeling van de foetus.

- Het is de belangrijkste stof die myeline vormt, de beschermer van onze zenuwcellen.

- Cholesterol is een belangrijke antioxidant of beschermstof en neutralisator van bacteriën, virussen en toxines. Zonder cholesterol zouden we weinig bescherming tegen ontstekingen hebben.

Verander je voeding en leefstijl

Cholesterolremmers kunnen, zoals je in de bijsluiter kunt lezen, wel wat bijwerkingen hebben. Voordat je met medicatie begint, kun je eerst eens verandering van voeding en leefstijl overwegen. Of wellicht kun je hierdoor op termijn wel met minder medicatie toe.

Een verhoogd cholesterol is geen ziekte, maar kan een teken zijn dat er iets niet in balans is. Cholesterol is op zich ook geen probleem, maar geoxideerd cholesterol wel. Of cholesterol wel of niet oxideert, heeft veel te maken met je voeding en leefstijl.

Voeding en leefstijl die oxidatie in de hand werken:

- stress;
- roken;
- pieken en dalen in de bloedsuikerspiegel door te veel tarwe (brood, pasta, koekjes, aardappelen, rijst, suiker, frisdrank, vruchtensappen);
- geoxideerd cholesterol eten in industriële producten, zoals melkpoeder en koffiecreamers;
- te veel omega 6 ten opzichte van omega 3;
- geoxideerde vetten, transvetten en AGEs.
  Zie weetje Anti-aging.
- te weinig antioxidanten die cholesterol tegen oxidatie kunnen beschermen;
- te weinig B-vitamines, met name B3, B6, B12, choline en inositol, vitamine C, vitamine E, mineralen en sporenelementen, kruiden, knoflook en olijfolie.

Tips om je cholesterol onder controle te houden

Gelukkig kun je heerlijk eten, ook op een feestje, met simpele aanpassingen in je voeding en leefstijl. Er zijn namelijk heel wat voedingsstoffen die meehelpen je cholesterolwaarden binnen de normen te houden.

Een aantal tips:

TIP Lees etiketten en laat producten met transvet, eiwit- en melkpoeder staan. Maak de heerlijkste borrelhapjes gewoon zelf om zo de foute stoffen simpelweg te vermijden.

TIP Laat ook de producten met glucose/fructose (HFCS) links liggen. Ook deze verhogen de bloedvetten. Je kunt echt de heerlijkste desserts, taarten en koekjes in een handomdraai zelf maken.

TIP Zorg voor meer kruiden, groente en fruit in je voeding om je te beschermen tegen oxidatie. Bij de lunch een soepje of een salade is een simpele manier om meer groente te eten. Ook mediterrane voeding biedt volop bescherming.

TIP Gezonde omega 3- en omega 6-vetzuren zijn fragiel: onder invloed van zuurstof, hitte of licht oxideren ze gemakkelijk. Frituur je vis daarom niet en wok niet op hoge temperatuur met zonnebloemolie.

TIP Eet wel wat cholesterol, bijvoorbeeld een paar keer per week een biologisch eitje. Bij een tekort aan cholesterol in je voeding gaat je lever gewoon meer aanmaken. Dat is het omgekeerde effect van wat je wilt bereiken.

TIP Je kunt de hoogte van je cholesterol het best beïnvloeden via de darmen en lever. Je lichaam produceert circa vier keer zo veel cholesterol dan je binnen krijgt via je voeding. Met andere woorden: via je voeding kun je de hoogte niet erg beïnvloeden. Je kunt wel voorkomen dat cholesterol oxideert en overtollig cholesterol binden via vezels. Met name haverzemelen, psyllium en kokosmeel zijn hiervoor bij uitstek geschikt. Die zijn allemaal prima te verwerken in eigengemaakte broden, koekjes en taarten, of in je muesli.

Het uitgebreide voedingsadvies vind je op www.rinekedijkinga.nl

"De mens kan niet bestaan als alles wat als lastig wordt ervaren, wordt verwijderd in plaats van begrepen."

(wijsheid Aboriginals)

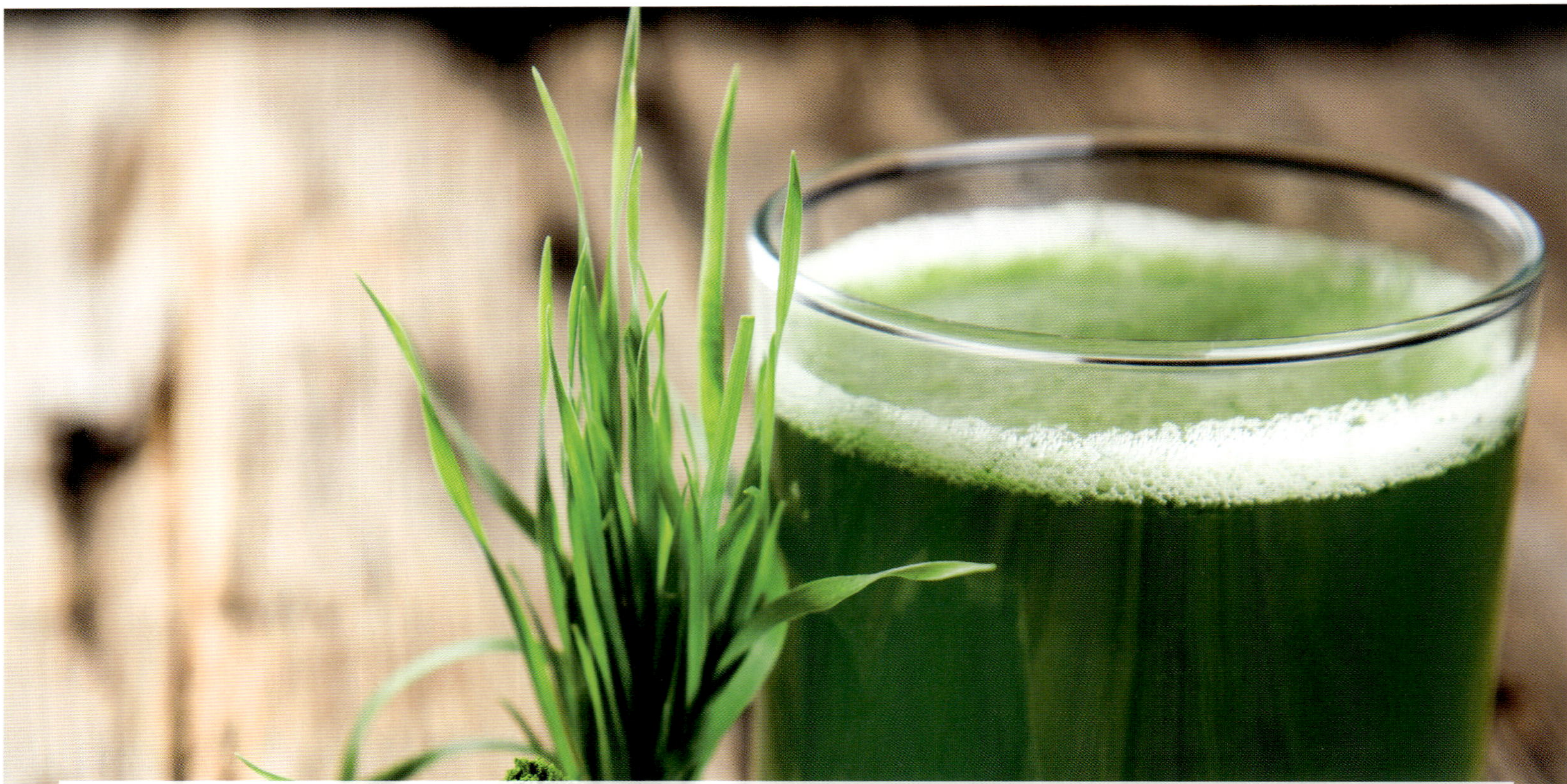

EIWITTEN EN AMINOZUREN

De bouwstenen van ons lichaam

Eiwitten en aminozuren bepalen de kwaliteit van je leven, wordt wel eens gezegd. Je zou het eiwit kunnen zien als een ketting en de aminozuren als de kralen van de ketting. Eiwitten zijn de belangrijkste bouwstoffen voor ons lichaam (koolhydraten en vetten kun je zien als brandstoffen). Je zou kunnen zeggen dat eiwitten de 'bakstenen van ons huis' zijn. Niet voor niets heten eiwitten eigenlijk proteïnes, afgeleid van 'protos', wat 'eerste' of 'belangrijkste' betekent. In tegenstelling tot een huis heeft je lichaam dagelijks nieuwe bakstenen nodig. De meeste lichaamscellen in ons lichaam worden na een bepaalde tijd afgebroken en vernieuwd. Denk aan de opbouw en aanmaak van spieren, darmcellen, huidcellen, rode bloedcellen, enzymen, neurotransmitters en hormonen. Er vindt dus constant vernieuwing plaats, mits er voldoende eiwitten zijn. Daarom is voldoende eiwitinname van groot belang, zowel bij ziekte als gezondheid.

Belangrijkste bronnen van eiwit

De belangrijkste voedingsbronnen zijn vlees, vis, zuivel, ei, noten, zaden, peulvruchten, pinda's, brood, soja en andere vleesvervangers. Ook brood, groente en fruit bevatten allemaal eiwitten, maar je moet er wel veel van eten om in je eiwitbehoefte te voorzien.

Hoeveel eiwit heeft een mens nodig?

Als je kijkt naar de hoeveelheid eiwit die een mens nodig heeft, ontdek je al gauw dat we eigenlijk bij elke maaltijd wel iets van eiwitten moeten eten om aan onze behoefte te voldoen.

Een volwassene met een normaal inspanningsniveau heeft 0,8 tot 1 gram netto eiwit per kilo lichaamsgewicht per dag nodig. Maar er zijn ook mensen die een hogere eiwitbehoefte hebben (minimaal 1,4 tot 1,8 gram per kilo lichaamsgewicht):

- sporters (na zware sport moet je je eiwitten zo snel mogelijk aanvullen, bijvoorbeeld met een eiwit-shake, om spierherstel mogelijk te maken);
- mensen die zware lichamelijke inspanning verrichten;
- COPD-patiënten;
- ernstig zieke mensen;
- mensen die geopereerd moeten worden of herstellend van een operatie zijn;
- ook bij kinderen in de groei, zwangere vrouwen en tijdens de lactatieperiode is de eiwitbehoefte groter dan normaal.

De eiwitbehoefte lijkt simpel te berekenen: iemand van 70 kilo heeft ongeveer 70 gram eiwit nodig. Maar er zijn een aantal dingen die je moet weten om jouw persoonlijke behoefte te bepalen.

Essentiële aminozuren

Een aantal aminozuren kan het lichaam zelf maken uit koolhydraten en stikstof. Maar er zijn negen essentiële aminozuren die het lichaam niet zelf kan maken. Deze essentiële aminozuren moeten we via de voeding binnen krijgen.

De kwaliteit van eiwit wordt bepaald door de aanwezigheid van deze negen aminozuren. Deze eiwitten zijn voor ons lichaam voor 100% bruikbaar en leveren niet of nauwelijks reststoffen (ureum en urinezuren). Eiwitten met bijvoorbeeld maar twee aminozuren zijn dus slechts gedeeltelijk bruikbaar en leveren daarentegen veel reststoffen.

Lysine

Lysine is betrokken bij het concentratievermogen, de opname van calcium, de groei van botweefsel, de opbouw van collageen en ondersteuning van het afweersysteem, zeker bij virale infecties, zoals een koortslip.

BRONNEN: ei, vis, vlees, kwark, ei, zuivel, haver, noten, zaden, peulvruchten, schaal- en schelpdieren, biergist, bonen, tarwekiemen, havervlokken, peulvruchten, taugé.

Tryptofaan

Tryptofaan is betrokken bij weerstand, stressbeheersing, goede slaap, pijn, obstipatie en depressie.

BRONNEN: ei, bananen, melk, rijst, kwark, vlees, haver, noten, linzen, zaden, peulvruchten.

Leucine

Leucine is betrokken bij de groei en het herstel van spierweefsel, wond- en botgenezing en suikerstofwisseling.

BRONNEN: ei, rogge, limabonen, amandelen, cashewnoten, zuivel, rijst, kikkererwten, rundvlees, kip, vis, schaal- en schelpdieren, volle tarwe, amandelen, linzen, bonen.

Valine

Valine is betrokken bij de groei en reparatie van spierweefsel, de werking van het zenuwstelsel en regulatie van ons honger- en verzadigingsgevoel.

BRONNEN: ei, bruine rijst, kwark, vlees, limabonen, paddenstoelen, amandelen, cashewnoten, pinda's, sesamzaad, linzen, champignons, sojabonen.

Isoleucine

Isoleucine is betrokken bij de opbouw en groei van spierweefsel en bij de energieproductie op celniveau.

BRONNEN: ei, vlees, zuivel, schaal- en schelpdieren, bonen, rogge, amandelen, cashewnoten, kikkererwten, zonnebloempitten.

Methionine

Methionine is betrokken bij de gezondheid van huid, haar en nagels, het tegengaan van vetophopingen in het lichaam, de leverontgifting, histamineafbraak en als antioxidant.

BRONNEN: ei, vlees, sardines, eieren, haver, taugé, kiemen, avocado, zaden, zuivelproducten, vis, schaal- en schelpdieren, tarwekiemen, havervlokken, noten, sesamzaad, linzen, sojabonen.

Threonine

Threonine is betrokken bij de hersenstofwisseling, de spijsvertering en de aanmaak van collageen en tandglazuur.

BRONNEN: ei, vis, vlees, amandelen, pinda's, bonen, zuivelproducten, vlees, vis, schaal- en schelpdieren, tarwekiemen, havervlokken, noten, peulvruchten.

Fenylalanine

Fenylalanine is betrokken bij stress en pijnbeheersing, stemming en schildklier.

BRONNEN: zuivelproducten, vlees, gevogelte, vis, schaal- en schelpdieren, tarwekiemen, havervlokken, noten, linzen, sojabonen.

Histidine

Histidine is betrokken bij groei, de hersenstofwisseling en de histamine-afgifte.

BRONNEN: wit van ei, vlees, gevogelte, tarwekiemen, pinda's, sesamzaad.

Naast deze essentiële aminozuren zijn er nog meer aminozuren waar gemakkelijk een tekort aan ontstaat:

Glutamine

Glutamine is niet essentieel, maar kan wel degelijk essentieel zijn bij bijvoorbeeld een lekke darm, verslavingsgevoeligheid of bij naar ammoniak geurend zweet. Glutaminetekorten kunnen leiden tot allerlei allergieën en intoleranties, zoals voor koemelk, soja, noten en pinda's, maar ook tot tekorten aan GABA, de stof die ons rustig en stabiel houdt.

BRONNEN: lever, zuivelproducten (met name van schapen), hüttenkäse, schapenricotta, kool, avocado, tarwekiemen, wei.

Arginine

Arginine is niet essentieel, maar kan heel belangrijk zijn bij (wond) genezing, hoge bloeddruk, vruchtbaarheidsproblemen, sporters of langzame regeneratie na inspanning.

BRONNEN: kaas, vlees, gevogelte, eieren, vis, schelpdieren, noten, zaden, chocolade, erwten, avocado, soja, knoflook, ginseng.

Tyrosine

Tyrosine is met name bij depressies, lever-, schildklier- en/of bijnierverstoringen zeer belangrijk.

BRONNEN: haring, avocado, vlees, amandelen, sesamzaad, kikkererwten, pecannoten.

Biologische waarde van eiwitten

Het lichaam kan een eiwit uit voeding het beste benutten als deze lijkt op de eigen lichaamseiwitten. Hoe hoogwaardig een eiwitrijk voedingsmiddel is (afhankelijk van de hoeveelheid en samenstelling van de essentiële aminozuren), wordt aangeduid met de term biologische waarde. Dierlijke eiwitten hebben over het algemeen een hogere biologische waarde dan plantaardige eiwitten. Daarom is het voor vegetariërs en veganisten belangrijk om eiwitten (of combinaties) te eten die resulteren in een hoge biologische waarde.

De biologische waarde van eiwitbronnen

EIWIT	BIOLOGISCHE WAARDE
Wei-eiwitpoeders	100 tot 140
Moedermelk	100
Kippenei-eiwit	97
Verse koemelk	90
Varkensvlees	79
Rundvlees	76
Witte rijst	75
Sojabonenmeel	75
Aardappelen	71
Seitan	79
Tarwe	67
Havermout	66
Rogge	66
Zonnebloempitten	65
Gist	63
Pinda's	58
Erwten	48
Bonen	38
Hennepeiwit	35 tot 40
Peulvruchten	35
Gelatine	0

Wei-eiwit komt dus als 'ideaal' eiwit uit de bus en is zeker voor snel herstel bij sporters of zieken een heel effectieve eiwitbron. Het is namelijk zeer rijk aan de zogenaamde BCAA-aminozuren die erg belangrijk zijn vocr spierherstel en spiermassa en belangrijk voor de aanmaak van glutathion. Ook bevat wei belangrijke stoffen voor het immuunsysteem.

Een paar kanttekeningen bij wei:

- er zijn erg veel preparaten met onnodig veel fructose en kunstmatige toevoegingen;
- wei-eiwit is voor veel mensen zwaar te verteren (tenzij je kiest voor hydrolisaat);
- sommige preparaten bevatten te veel lactose voor gevoelige mensen;
- veel preparaten worden onder hoge temperaturen geproduceerd en bevatten daardoor gedenatureerde eiwitten;
- wei geeft een hoge insulinerespons;
- wei-preparaten kunnen veel IGF-1 bevatten, afhankelijk van hoe het geproduceerd is.

Een hogere waarde door de juiste combinatie

Door dagelijks eiwitten met een hoge en een lagere biologische waarde te combineren, kun je tot een veel hogere biologische waarde komen. Eiwitbronnen kunnen elkaar aanvullen, zodat er een hogere biologische waarde ontstaat.

Goede combinaties zijn bijvoorbeeld:

- Eiwit uit graanproducten, aangevuld met eiwitten uit peulvruchten (bruine en witte bonen, linzen, kapucijners), melkproducten (bij voorkeur de zure), vlees, vis, kaas en ei;
- Eiwit uit aardappelen, aangevuld met eiwitten uit melkproducten (bij voorkeur de zure), ei en tarwe;
- Eiwit uit groente, aangevuld met eiwitten uit haver, rogge, sesamzaad en ei.

Netto-eiwitbenutting

En dan is er nog iets om rekening mee te houden: de netto-eiwitbenutting, oftewel NEB. De NEB is een maat voor de verteerbaarheid en opnamemogelijkheid van een eiwit in het lichaam. Een eiwit kan wel een hoge biologische waarde hebben, maar het gaat er natuurlijk om hoe goed het wordt opgenomen in ons lichaam. In het algemeen kunnen we stellen dat dierlijke eiwitten met een hogere biologische waarde ook een hogere NEB hebben. Een kippenei heeft een NEB van circa 93%. Dit betekent dat slechts een paar procent (bekeken vanuit de biologische waarde) niet verteerd of niet opgenomen wordt door het lichaam. De NEB ligt vaak dicht bij de biologische waarde.

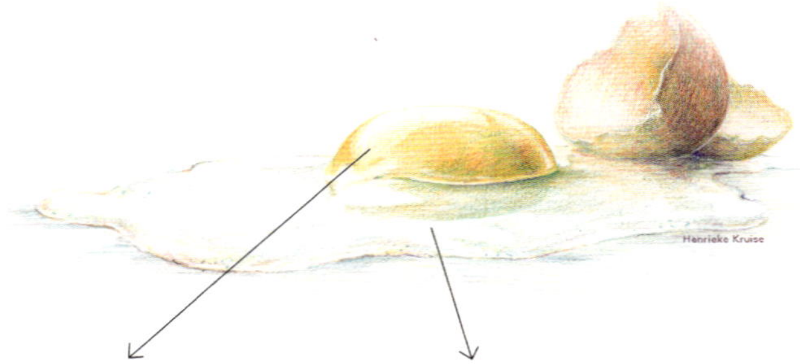

Eigeel

Hormonen/hormoonachtige stoffen gemaakt uit cholesterol:

- cortisol
- aldosteron
- pregnenolon
- progesteron
- oestrogenen
- testosteron
- DHEA
- vitamine D
- acetylcholine

Eiwit

Hormonen/hormoonachtige stoffen gemaakt uit eiwit/aminozuren:

- insuline/IGF-1
- glucagon
- groeihormoon
- prolactine
- dopamine
- schildklierhormonen T3 en T4
- adrenaline/noradrenaline
- serotonine/melatonine
- GABA

Plantaardige eiwitten hebben een lagere biologische waarde, maar vaak een nog lagere NEB. Dit heeft alles te maken met het feit dat veel plantaardige eiwitten behoorlijk wat antinutriënten kunnen bevatten. Denk aan:

- fytinezuur in brood en noten; zie weetje Fytinezuur.
- trypsine en saponines in soja (soja heeft een heel hoge biologische waarde, maar een lagere benutting door deze antinutriënten);
- lectines in peulvruchten (hoogste gehalte in kidneybonen).

Maar ook dit is geen absolute stelregel, want een dierlijk eiwit als melk kent ook een fikse antinutriënt: caseïne. En een plantaardig eiwit als hennepzaad heeft juist weer de hoogste NEB van alle plantaardige eiwitten.

Advies aan vegetariërs en veganisten

Dierlijke bronnen bevatten dus meestal beter te benutten en beter opneembare eiwitten dan plantaardige. Een vegetariër moet daarom wat meer letten op de combinaties van eiwitten. En veel groente eten, om zo veel mogelijk diversiteit in aminozuren aan te brengen. Dit geldt nog meer voor veganisten. Door verschillende eiwitten op een dag te eten, kunnen veganisten de NEB en de biologische waarde verhogen. Houd als vegetariër of veganist ook rekening met de mate van antinutriënten die de eiwitopname hinderen, omdat je je anders rijk rekent aan eiwitten, maar per saldo veel te weinig eiwit tot je beschikking hebt.

Bereken je eiwitinname

Dan wordt het nu tijd om te berekenen wat je aan eiwit moet eten om aan je behoefte te voldoen. Omdat elk voedingsmiddel zowel eiwitten, koolhydraten als vetten bevat, kun je in de tabel hiernaast zien hoeveel netto-eiwit je binnen krijgt per 100 gram voedingsmiddel.

VOEDINGSMIDDEL	EIWITGEHALTE / 100 GR
Aardappel	1 tot 2
Biefstuk	20
Brood (= circa 3,5 gram per plak)	10
Broccoli	3,3
Ei (per ei van circa 60 gram)	11 tot 13
Gehakt, half-om-half	20
Gemiddelde vegaburger	12
Kaas 20+ (= circa 6,5 gram per broodbeleg)	32
Kaas 40+ (= circa 5 gram per broodbeleg)	25
Kaas, Parmezaans	38
Kwark, mager	15
Melk	3,5
Mozzarella	27
Noten (cashew, amandel, hazelnoot, walnoot)	14 tot 20
Pasta of rijst	3
Peulvruchten allerlei	7 tot 9
Pinda	24
Quorn	10 tot 12
Rosbief	28
Seitan	20
Sojabonen	36
Tempé	19
Tofu	10
Vis (zalm, forel, meerval)	20 tot 25
Wei-eiwit	80
Zalm uit blik	24
Spirulina	57 tot 60

Bron: Topsportadviseur Ortho Linea, www.runinfo.nl

ADVIES

Eiwitbronnen als vlees zijn relatief meer vet gaan bevatten ten opzichte van eiwitten. Onze dierlijke eiwitbronnen bevatten minder eiwit dan we feitelijk aannemen. Net als een mens die niet beweegt, krijgt ook een dier dat in een stal staat meer vet ten opzichte van spieren (eiwit).

Kies daarom liever voor vlees, zuivel en eieren van dieren die hebben bewogen en gras hebben gegeten. Duurder, maar eet het dan minder vaak. Dat is goed voor jezelf én goed voor het milieu. De productie van dierlijk eiwit is namelijk een flinke belasting voor het milieu. Minder dierlijk eiwit zou weleens net zoveel winst kunnen opleveren als de aandacht voor duurzame energie.

Ten slotte

Aan de hand van deze tabel zou je dus zo kunnen uitrekenen of je aan je benodigde hoeveelheid eiwit komt. En hierin zou je dan de biologische waarde en de netto-eiwitbenutting moeten meenemen. Met tien plakken brood plus tien plakken 40+ kaas zou je op 80 gram eiwit uitkomen. Maar dan heb je een lage biologische waarde en bovendien heb je dan eiwitten gekozen met een lage NEB.

Variatie in eiwitten is dus de beste oplossing. Zowel dierlijke als plantaardige eiwitten hebben elk hun eigen voor- en nadelen. Dierlijk eiwit bevat meestal ook veel verzadigd vet en weinig vezels. Bovendien slaan dieren net als mensen allerlei (milieu)toxines op in hun vet en zorgt kiezen voor veel dierlijk eiwit voor heel wat milieuproblematiek. Ook moeten dierlijke eiwitten verhit worden en dit kan zeker leiden tot denaturatie van eiwitten, zodat ze niet te benutten zijn. Dus kiezen voor veel dierlijk eiwit is alleen om deze reden al discutabel.

Plantaardige eiwitten hebben juist veel vezels en weinig verzadigd vet en dus ook veel minder toxines. Bovendien zijn plantaardige eiwitten wel vaak rauw te eten, zodat deze goed beschikbaar zijn voor ons lichaam. Zowel voor jezelf als voor het milieu is het belangrijk om ruimschoots voor plantaardige eiwitten te kiezen. Ongeveer twee derde uit plantaardige bron halen, lijkt een goed houvast.

Tips om in je eiwitbehoefte te voorzien

TIP Eigenlijk zou je bij elke maaltijd of tussendoortje wel iets van eiwitten moeten eten om aan je dagelijkse behoefte te voldoen. Zeker als je tot een groep behoort met een extra eiwitbehoefte. Verdeel je eiwitten dus over de dag. Te veel eiwit is niet wenselijk, omdat je dan geen ruimte hebt voor andere waardevolle voedingsstoffen in je dagmenu.

TIP Zorg voor een gezonde spijsvertering. Je kunt wel eiwitten eten, maar ze moeten ook verteerd worden. Zonder voldoende eiwitten kan onze spijsvertering trouwens zijn werk niet eens doen: we hebben daar enzymen voor nodig en die zijn afhankelijk van voldoende eiwit. Een slechte maag-, darm-, lever- of alvleesklierfunctie (en ook een lekke darm) kunnen ervoor zorgen dat de prachtigste eiwitten niet in bruikbare aminozuren worden 'geknipt' en leiden zo tot winderigheid, rotting en allergieën of intoleranties.

TIP Te veel dierlijke eiwitten ineens of over de hele dag (denk bijvoorbeeld aan een ontbijt met spek en/of kaas, een pizza met meerdere soorten kaas en vlees, lasagne en/of ovenschotels met vlees en kaas) zijn erg zwaar te verteren. Een slechte eiwitvertering of een overmaat aan eiwitten kan leiden tot spijsverteringsklachten en verhoogde ureum- en urinezuurgehaltes. Jicht is een kenmerkende uiting van een teveel aan urinezuren. Ook kan een overschot aan eiwit tot overgewicht leiden.

TIP Als je voor een goede eiwitinname kiest, kies dan ook voor de juiste bereiding. Een biefstuk grillen is een mooie aanvulling van je eiwitten, maar levert ook enorm veel AGEs. Zie weetje Anti-aging.

TIP Het nuttigen van veel snelle koolhydraten of suikers en frisdranken in combinatie met meer eiwitten zal je niet de gezondheidswinst opleveren die je in gedachten had: suikers en eiwitten binden erg makkelijk aan elkaar en vormen AGEs in plaats van bruikbare aminozuren.

TIP Om aminozuren om te zetten in bruikbare stoffen voor ons brein, onze spieren en onze energie moeten we de beschikking hebben over heel wat co-factoren, zoals vitamines, mineralen en sporenelementen. Zie het schema hiernaast. Als deze co-factoren niet aanwezig zijn, heeft ons lichaam nog steeds niets aan eiwitten. Eet daarom dagelijks volwaardig, waarvan een deel rauwe voeding of kiemen voor behoud van vitamine B en C. Zorg eventueel voor aanvulling met een goed opneembare multivitamine.

Omzetting van aminozuren met behulp van co-factoren

L-PHENYLALANINE
(o.a. voor pijnstilling)

↓ magnesium, foliumzuur, mangaan, ijzer, koper, zink, vitamine C

L-TYROSINE
(o.a. grondstof voor schildklierhormoon)

↓ magnesium, foliumzuur, mangaan, ijzer, koper, zink, vitamine C

L-DOPA
(voorloper dopamine)

↓ zink, vitamine B6, vitamine C, magnesium

DOPAMINE
(ons gelukshormoon)

↓ vitamine C, koper

NORADRENALINE
(stresshormoon fysiek)

↓ vitamine B3, B6, B12, foliumzuur, magnesium

ADRENALINE
(stresshormoon psychisch)

Bronnen: www.circadian.nl en www.cellcare.nl

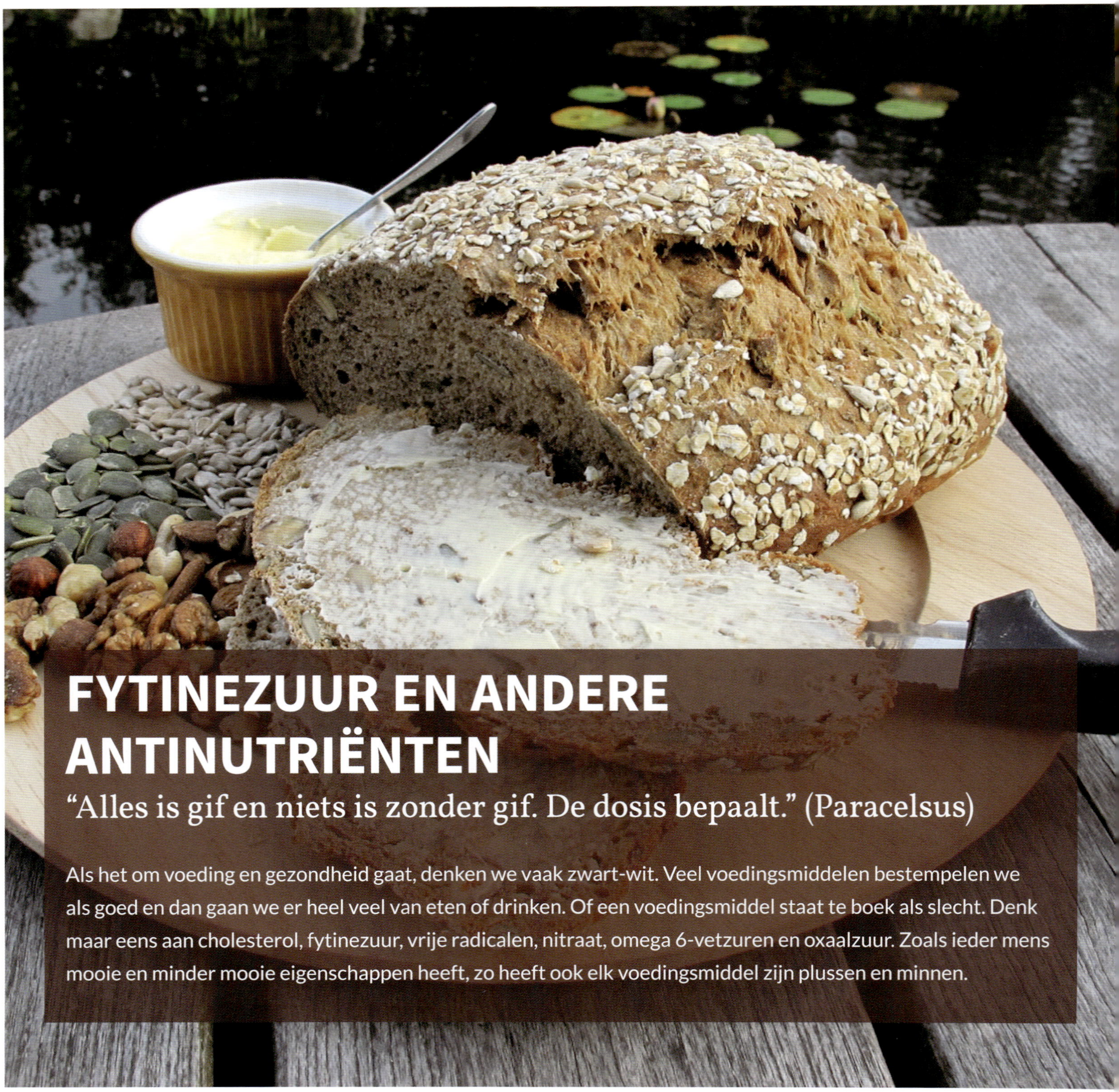

FYTINEZUUR EN ANDERE ANTINUTRIËNTEN

"Alles is gif en niets is zonder gif. De dosis bepaalt." (Paracelsus)

Als het om voeding en gezondheid gaat, denken we vaak zwart-wit. Veel voedingsmiddelen bestempelen we als goed en dan gaan we er heel veel van eten of drinken. Of een voedingsmiddel staat te boek als slecht. Denk maar eens aan cholesterol, fytinezuur, vrije radicalen, nitraat, omega 6-vetzuren en oxaalzuur. Zoals ieder mens mooie en minder mooie eigenschappen heeft, zo heeft ook elk voedingsmiddel zijn plussen en minnen.

Hoe zit het dan met fytinezuur?

Een van de voedingsmiddelen die momenteel slecht te boek staat, is fytinezuur, een antinutriënt. Antinutriënten zijn stoffen die een plant aanmaakt om zich te beschermen tegen 'plagen en vraat'. Zonder deze stoffen zou de plant massaal worden opgegeten en het niet overleven. Daarom zijn deze stoffen licht toxisch en slecht verteerbaar, zodat de 'belager' van de plant zich hopelijk op een ander voedingsmiddel stort. Deze toxische, beschermende stoffen lijken ook de stoffen te zijn die ons beschermen tegen ziekte. Daarom vraagt dus ook fytinezuur om enige nuancering. Want door fytinezuur helemaal uit te bannen, mis je ook de voordelen ervan.

Het nut van antinutriënten

Alle als slecht aangeduide stoffen, die in natuurlijke en onbewerkte producten zitten, hebben we **met mate** nodig om te kunnen functioneren. Pas als we er te veel van nemen, gaan deze stoffen een vervelende rol spelen. Zonder een beperkte hoeveelheid vrije radicalen zouden infecties vrij spel hebben. Een beetje nitraat houdt onze bloeddruk gezond. En ook fytinezuur, hebben we, in beperkte mate, nodig om toxische stoffen te binden, als antioxidant en als activator van witte bloedcellen. Het beschermt ons dus ook tegen onze omgeving die steeds meer toxische en milieubelastende stoffen, bacteriën en virussen bevat.

Overdaad schaadt

Dit zijn de voedingsmiddelen die het rijkst aan fytinezuur zijn:

- granen (met uitzondering van haver en rogge);
- rauwe chocola;
- koffie;
- noten (vooral paranoten).

Als oermens hebben we heel regelmatig noten en zaden gegeten met fytinezuur. Onze spijsvertering heeft zich hierop aangepast. Noten zijn dan ook (voor de meeste mensen) veel beter verteerbaar dan granen, omdat onze spijsvertering er beter op aangepast is en noten geen gluten bevatten.

De hoeveelheden fytinezuur die we aan ons dagelijkse eten hebben toegevoegd, vormt echter wel een probleem: een groot deel van de Nederlanders krijgt dagelijks vier tot vijf keer een behoorlijke portie voedingsmiddelen met fytinezuur.

Variatie in je voeding

Om wel de lusten en niet de lasten van antinutriënten als fytinezuur te benutten, is veel variatie in je voeding belangrijk. Daarmee loop je bovendien veel minder kans om constant dezelfde milieutoxines binnen te krijgen. Noten en zaden zijn voor ons een goede plantaardige bron van vetten en eiwitten. Ze bevatten bovendien minder milieutoxines dan dierlijke eiwitten en vetten.

Maar ook hier geldt: variatie in vetten en eiwitten blijft belangrijk. Alleen door variatie kun je alle twintig aminozuren die je lichaam nodig heeft dagelijks binnen krijgen. En alleen zo kun je ook een goede combinatie van omega 3-, 6- en 9-vetzuren binnen krijgen. Zou je veel noten en zaden eten ten koste van andere eiwit- en vetbronnen, dan krijg je uiteindelijk tekorten of overschotten aan bepaalde aminozuren of vetten. Vooral omega 6-vetzuren in noten moeten gecompenseerd worden met omega 3-vetzuren (uit hennep, hennepolie, koolzaadolie, lijnolie, lijnzaad, walnoten, walnootolie, chiazaad, vette vis, visolie en EPA/DHA). Niets mis met dagelijks wat omega 6, als je het maar met mate doet en dagelijks ruim baan maakt voor omega 3.

Maak fytinezuur onschadelijk

Als je veel voedingsmiddelen met fytinezuur eet, kun je het grootste deel fytinezuur het beste verwijderen voordat je het eet. Je maakt fytinezuur onschadelijk op de volgende manieren:

1. Laat het voedingsmiddel (ruim een nacht) weken in water, azijn of zure zuivel. Dit geldt zeker voor mensen die veel rauwe, onverhitte ontbijtvlokken eten. Paranoten zijn erg rijk aan fytinezuur, maar wel belangrijk om regelmatig te eten, omdat ze een van de rijkste bronnen van selenium zijn (een sporenelement waar veel Nederlanders een tekort aan hebben). Week deze dus ook als je veel fytinezuur in je voeding hebt.

2. Laat het graan of de noot ontkiemen. Dan ben je het grootste deel van het fytinezuur kwijt en kiemen zijn bovendien erg gezond. Kies wel altijd voor de biologische variant.

3. Een lange rijstijd (minimaal 6 tot 8 uur) van brooddeeg breekt fytinezuur af. De huidige rijstijd van ons brood is vaak veel korter. Gelukkig zijn er weer bakkers die het belang zien van lang laten rijzen. Bak anders je eigen brood en laat het een nacht rijzen.

4. Ambachtelijk meel, van op molenstenen gemalen graan, bevat minder fytinezuur dan industrieel gemalen meel. Vraag erom bij je bakker of koop het om er je eigen brood mee te maken.

5. Een deel van het fytinezuur kan verdwijnen door roosteren of koken. Vandaar dat het zelf roosteren van je ongebrande noten op een heel laag vuurtje een goede gewoonte is. Je kunt het extra lekker maken door er na het roosteren wat specerijen over te strooien.

Meer tips om de negatieve aspecten van fytinezuur te verkleinen

TIP Houd je darmen gezond. Gezonde darmbacteriën kunnen fytinezuur (en veel andere antinutriënten) geheel of gedeeltelijk afbreken. Hier ligt volgens mij het grootste probleem met fytinezuur: we eten het te veel, maar hebben te weinig gezonde darmbacteriën om het af te breken. Daardoor raken onze darmslijmvliezen beschadigd, waardoor ze sneller reageren op de aanwezigheid van antinutriënten.

TIP Zorg voor voldoende vitamine C. Omdat we over de hele linie te weinig fruit en groente eten, hebben veel mensen onvoldoende vitamine C tot hun beschikking. En juist vitamine C kan ervoor zorgen dat mineralen beter worden opgenomen, ondanks het aanwezige fytinezuur of antinutriënt.

TIP Ook voldoende aanmaak van gal (om antinutriënten te binden) is belangrijk als het om antinutriënten gaat. Voldoende bittere groentes en fruit en zeker dagelijks wat van de specerij kurkuma kunnen de galvertering verbeteren.

Er zijn veel meer antinutriënten dan het hierboven beschreven fytinezuur. Ook tannines, oxalaten, saponines, nitraten, lectines, trypsineremmers, goitrinen en solanine zijn allemaal stoffen die bij een teveel voor klachten kunnen zorgen.

Deze antinutriënten vind je in de uitgebreide versie van dit weetje op mijn website www.rinekedijkinga.nl

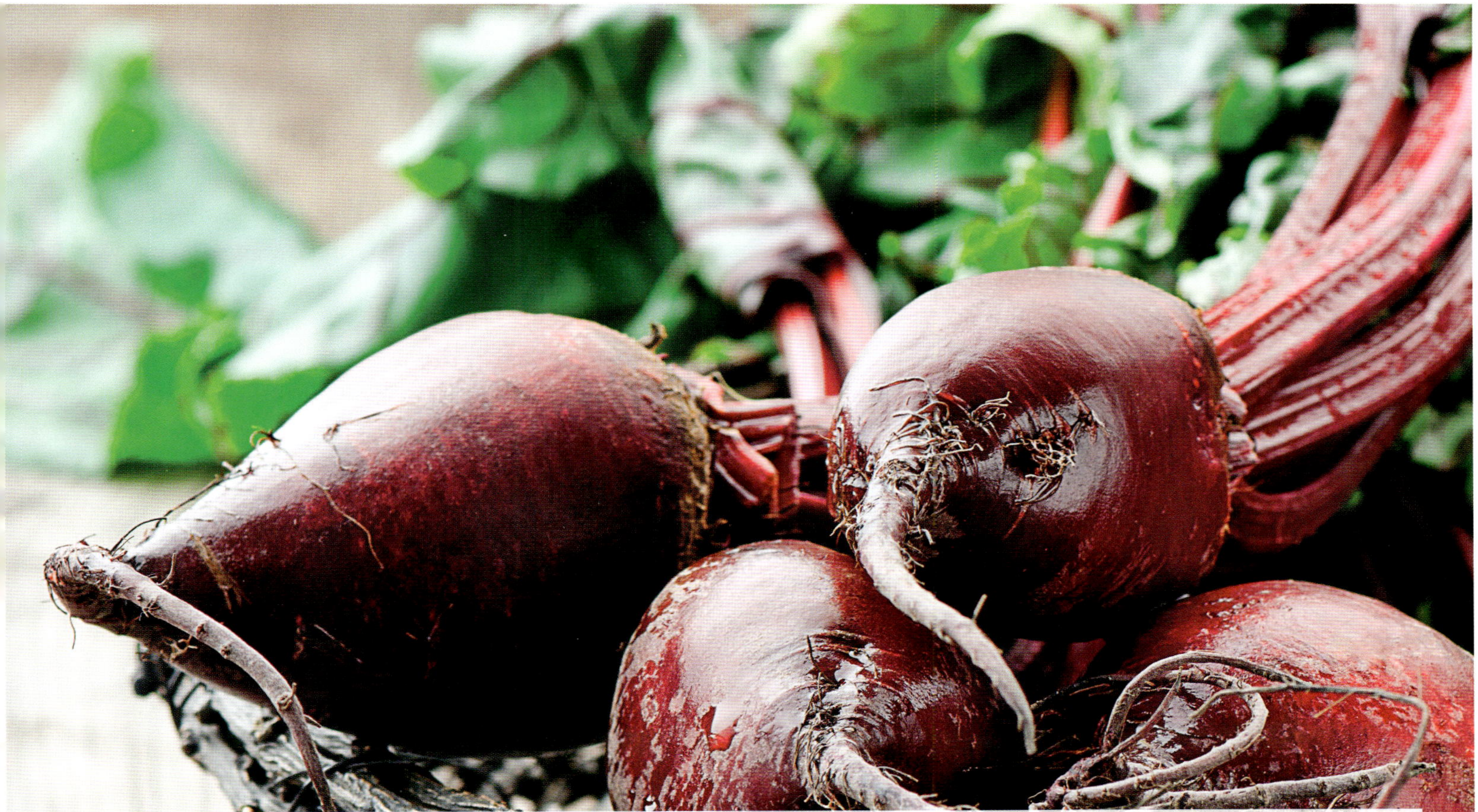

HOGE BLOEDDRUK

Wat kun je er zelf aan doen?

Onze bloeddruk is van allerlei factoren afhankelijk. Een eenduidige aanleiding voor een te hoge bloeddruk is daarom niet altijd vast te stellen. In 95% van de gevallen wordt de oorzaak zelfs niet gevonden. Een te hoge bloeddruk (de huidige norm is dat de bovendruk niet boven de 140 mmHg mag zijn) kan ontstaan bij of als gevolg van aderverkalking, ontstekingen, nierproblemen, stress, hormonale onevenwichtigheden of overgewicht. Maar het kan ook een combinatie van meerdere oorzaken zijn. Een te hoge bloeddruk zorgt voor een overbelasting van het hart-/vaatsysteem. Wat de oorzaak ook is: bepaalde eet- en leefgewoonten kunnen een positieve invloed op onze bloeddruk hebben.

Eet- en leefgewoonten met een negatieve invloed

De volgende eet- en leefgewoonten hebben een negatieve invloed op onze bloeddruk:

- Stress.
- Roken.
- Overgewicht. Echter, jojo-diëten hebben veel meer impact op onze bloeddruk dan een chronisch iets te hoog gewicht. Kijk dus uit met sterke gewichtschommelingen en verlaag eventueel overgewicht geleidelijk. In zo'n 75% van de gevallen is overgewicht een belangrijke oorzaak van een hoge bloeddruk.
- Te weinig beweging, minder dan een halfuur per dag.
- Meer dan 3 à 4 koppen koffie per dag. Dit vanwege de cafeïne, maar ook door het grote verlies aan mineralen en sporenelementen die dit met zich meebrengt.
- Meer dan 2 à 3 glazen alcohol per dag.
- Het eten van geraffineerde koolhydraten. Suiker, maar ook de 'verborgen' suikers in bijvoorbeeld koekjes, crackers, en frisdranken. Denk ook aan de geraffineerde voedingsmiddelen in onder andere wit brood, witte rijst en witte pasta. Dit zijn de redenen dat dit de bloeddruk negatief beïnvloedt:
    - Geraffineerde voedingsmiddelen hebben een hoge glycemische lading. Het zijn voedingsmiddelen die de bloedsuikerspiegel snel verhogen, waardoor onze pancreas/alvleesklier snel en veel insuline moet afgeven. Daardoor daalt de bloedsuikerspiegel ook snel. Dergelijke pieken en dalen in de bloedsuikerspiegel hebben een negatief effect op de bloeddruk.
    - Aan geraffineerde voedingsmiddelen is het gros van de vitamines, mineralen en sporenelementen onttrokken. Ons lichaam heeft deze voedingsstoffen juist hard nodig voor de aanmaak van energie. Bedenk dat je hart 24 uur per dag veel arbeid moet verrichten en dus een grootverbruiker van deze voedingsstoffen is. Bij een tekort ontstaan er gemakkelijk ontregelingen in het hart- en vaatsysteem.
- De combinatie van glucose/fructose*) is helaas nog slechter voor zowel ons gewicht, onze lever als onze vaten. De combinatie van glucose/fructose verlaagt onze gevoeligheid voor insuline. Daardoor ontstaat er een groter risico op diabetes type 2 en 3 en op alle klachten die diabetes in zijn kielzog meeneemt: staar, hoge bloeddruk, neuropathie, hart- en vaatziekten, ontstekingsziekten, verhoogde kans op degeneratieve (hersen)ziektes etc.

*) Zowel suikers als glucose/fructose kunnen onder bijna vijftig verschillende namen op een etiket staan: onder andere tafelsuiker, suiker, poedersuiker, sucrose, vruchtensuiker, vanillesuiker, invertsuiker, kandij, kandijsuiker, sacharose, dextrose, kristalsuiker, HFCS, High Fructose Corn Syrup, fructose, lactose, malto-dextrine, maltose, geleisuiker en druivensapconcentraat. Het gros van deze suikers eten we omdat ze verpakt zitten in allerlei kant-en-klare producten. Ruim 85% van alle suiker gaat naar de voedingsmiddelenindustrie die het in onze voedingsmiddelen 'verpakt'. Vergeet dus je leesbril niet als je boodschappen gaat doen of nog liever: bereid je eigen voedsel.

- Te veel verzadigde vetten in onder andere vlees, vleeswaren, kaas, zuivel, boter en margarine.
- Te veel transvetzuren en geharde vetten, verwerkt in onder andere koekjes, snacks en kant-en-klare maaltijden en sauzen, tenzij biologisch.
- Te veel drop, met name zoete drop. De glycyrrhizine in drop is de

boosdoener en niet het zout in drop, zoals veel mensen denken. Deze zelfde stof zit ook in Pernod, Ouzo en zoethout. Gebruik deze producten daarom niet of zeer matig bij een hoge bloeddruk.

- Het regelmatig gebruik van pijnstillers als paracetamol en ibuprofen kan een hoge bloeddruk veroorzaken, evenals het gebruik van NSAID's (ontstekingsremmende geneesmiddelen).
- Blauwschimmelkaas is net als geraffineerd zout een enorm grote natrium(zout)bron. Gebruik dus met mate.
- Ook kant-en-klare producten kunnen aanzienlijke hoeveelheden natrium bevatten. Zelfs als je het niet verwacht in een product, zoals cola of sandwichspread. Zelf je eten bereiden en baas zijn over de zoutpot is de beste optie.
- Zoutbeperking wordt vaak als eerste redmiddel bij een hoge bloeddruk ingezet. Goed zout dat nog mineralen en sporenelementen bevat – zoals Himalaya of Keltisch zeezout – is echter een zeer belangrijke regulator voor een gezonde bloeddruk. Een overschot aan natrium ten opzichte van kalium is in Nederland dan ook veel vaker het grote probleem. We eten te veel geraffineerd natrium in onze bewerkte producten en te weinig kaliumbevattend fruit en groente. En natrium en kalium moeten volledig met elkaar in balans zijn voor een gezonde bloeddruk.
- Te veel AGEs in de voeding. Dit is een reactie tussen suikers en eiwitten die ontstaat door een hoge inname van suikers of door hoge verhitting van voeding, zoals bijvoorbeeld karamelliseren, een donkere gegratineerde laag of een donkere korst op het brood. Lekker, maar niet gezond. AGEs zorgen voor verstarring van onze vaten, maar ook voor bijvoorbeeld klachten als staar of snelle huidveroudering.
- Geoxideerd cholesterol.

Voedingsstoffen met een positieve invloed

Gelukkig zijn er ook een aantal voedingsstoffen die een positieve invloed hebben op onze bloeddruk:

Water

Ons bloed bestaat voor een groot deel uit water. Niet voor niets wordt het ons goedkoopste medicijn genoemd. Water zorgt er niet alleen voor dat ons bloed basisch blijft (verzuring is een belangrijke oorzaak van een te hoge bloeddruk), het is ook een belangrijke leverancier van mineralen die onze bloeddruk gezond houden. Koffie, thee, alchohol en frisdrank tellen niet mee in onze watervoorziening.

Veel groenten en fruit

Minimaal 2 à 3 stuks fruit en 300 tot 500 gram groenten per dag. De mineralen hierin – met name calcium, kalium en magnesium – spelen een belangrijke rol bij een te hoge bloeddruk. Ze moeten alledrie met elkaar in evenwicht zijn voor een gezonde bloeddruk. Calcium uit zuivel geeft echter snel een tekort aan magnesium en is dus geen optimale bron. Extra groenten en fruit wel, want daarin zitten deze drie mineralen evenwichtig, zodat de balans bewaard blijft. Niet melk, maar groenten, fruit, noten (met name sesampasta/tahin) en olijven blijven de beste calciumbronnen. Zeker mensen die plaspillen gebruiken, dienen voldoende groenten, fruit en groentesappen te consumeren, omdat er veel mineralen met de urine worden uitgescheiden.

Zure, gefermenteerde zuivel

Dagelijks wat zure, gefermenteerde zuivel heeft een positieve invloed op onze bloeddruk, want het bevat vitamine K2. Dit is een belangrijke vitamine in de strijd tegen hart- en vaatziekten en houdt stolling, atherosclerose en de bloeddruk gezond. We vinden K2 voornamelijk in gefermenteerde zuivel, rauwmelkse kazen en natto.

Omega 3-vetzuren

Eet dagelijks de onverzadigde vetzuren 3, 6 en 9. Omdat omega 6 bij de gemiddelde Nederlander circa twintig keer te veel wordt genuttigd ten opzichte van omega 3, is het raadzaam de nadruk op omega 3 en 9 te leggen. Goede omega 3-bronnen zijn lijnzaad, lijnzaadolie, walnoten, walnootolie, hennepolie, perilla-olie en koolzaadolie. Ook vette vis (haring, ansjovis, sardines, makreel, zalm, tonijn) behoort tot de omega 3-vetten. Als je geen viseter bent, kun je kiezen voor een plantaardige algenolie of -capsule. Uit onderzoeken blijkt dat er 35% minder risico is op een hoge bloeddruk bij mensen die de meeste omega 3 consumeren ten opzichte van mensen die het bijna niet gebruiken. Het vetzuur DHA (vette vis en algenoliecapsules bevatten dit in kant-en-klare vorm) hebben de beste papieren als het gaat om bloeddrukverlaging. Omdat vis regelmatig te veel toxines als kwik en dioxine bevat, kan het gunstige effect van vette vis enigszins verloren gaan. Een nadeel dat gekweekte algen gelukkig niet kennen.

Vezels

De gemiddelde Nederlander eet veel minder vezels dan de aanbevolen 30 tot 40 gam per dag. Uit veel onderzoek blijkt dat meer vezels veel kunnen betekenen, zeker als het om overgewicht, bloeddruk, cholesterol en darmen gaat. Probeer dagelijks de oplosbare vezels uit onder meer peulvruchten, noten, zaden, pitten, groente, fruit, kokos (of kokosmeel), lijnzaad en psyllium in je voeding in te passen.

Vitamine C

Voldoende vitamine C is belangrijk voor een gezonde bloeddruk. Hoe vreemd het ook klinkt, er zijn veel mensen met een vitamine C-tekort. Bijvoorbeeld door te weinig groente en/of fruit te eten of langdurig te bewaren, onrijp fruit te eten en te veel stress. Vitamine C is een natuurlijke bloedvatverwijder en zorgt voor gezonde, flexibele vaten.

Vitamine D

Een gezonde vitamine D-status is ook belangrijk, net als bij de meeste chronische klachten en pijnen. Vraag eventueel aan je huisarts om de waarde te bepalen. In Nederland zit er te weinig vitamine D in de voeding (bronnen: vette vis, eieren, zuivel, echte boter). Ook hebben we te weinig zonuren om ons bij chronische klachten optimaal van vitamine D te voorzien.

Groente- en fruitsoorten met positieve invloed

Een aantal specifieke groente- en fruitsoorten heeft een positieve uitwerking op onze bloeddruk:

Bananen

Bananen zijn een goede bron van kalium en magnesium. Deze beide mineralen hebben een ontspannend en vaatverwijdend effect en reguleren de hartslag. Verwerk bananen liever in een gerecht gecombineerd met eiwitten en vetten, omdat ze anders een hoge piek in de bloedsuikerspiegel geven. Kalium zit overigens in alle groenten en fruit, en noten, zaden en groene bladgroenten zijn onze belangrijkste magnesiumbronnen.

Kruiden en specerijen

(Verse) kruiden en specerijen kunnen de smaak van eten aanzienlijk verbeteren als zout wordt weggelaten. Bovendien hebben sommige kruiden een gunstig effect op de bloeddruk. Dit zijn onder andere peterselie, selderie, bieslook en paardenbloem.

Knoflook, uien en daslook

Knoflook, uien en daslook zijn naast goede smaakmakers ook belangrijk voor een gezond hart- en vaatstelsel.

De eigenschappen van knoflook, ui en daslook:

- Ze verhogen het 'goede' HDL-cholesterol.
- Ze remmen de klontering van bloedplaatjes.
- Ze zijn bloeddrukverlagend.
- Ze remmen de oxidatie van voornamelijk vetzuren en cholesterol.
- Ze zijn anti-atherosclerotisch.
- Ze stimuleren de afbraak van plaque.

Abrikozen

Het eten van drie ongezwavelde (liefst zure) abrikozen op de nuchtere maag heeft een positieve uitwerking op de bloeddruk.

Lijnzaad

Een onderzoek uit 2012 van de Amerikaanse Heart Association gaf een opmerkelijke uitkomst die nog nooit bij een voedingsaanpassing was gezien: door 30 gram lijnzaad per dag te eten daalt de bloeddruk en neemt het risico op een beroerte of hartaanval met 30% af. Veel meer dan 30 gram is om andere redenen niet wenselijk.

Spinazie en sla

Regelmatig spinazie en/of sla, bij voorkeur biologisch en uit de volle grond. Gelukkig worden de waarschuwingen voor nitraat afgezwakt: nitraat heeft namelijk ook gunstige eigenschappen. Het zorgt voor bloedvatverwijding en is zo een goede hulp bij een hoge bloeddruk. Biologische en volle grondgroente bevatten minder nitraat.

Rode bieten

Ook 100 gram rode bieten (of rodebietensap) per dag kan de bloeddruk in goede banen leiden. Bieten zijn ook rijk aan nitraat, dat omgezet kan worden in stikstofmonoxide. Dit zorgt ervoor dat de bloedvaten verwijden en de bloeddruk daalt.

Meloen

Deze vruchten bevatten citrulline, een stofje dat we als voorloper zien voor arginine. Arginine is belangrijk voor de opbouw en het herstel van spieren, maar ook voor de aanmaak van stikstofmonoxide. Dat zorgt ervoor dat de vaten verwijden, de bloeddruk vervolgens daalt en de doorbloeding verbetert.

Rabarber

In rabarber zit piceatannol. Deze stof verhoogt de concentratie stikstofmonoxide in ons lichaam. Piceatannol zit ook van nature in rode en paarse bessen en in rode wijn. Volgens studies naar deze stof lijkt het ernstige ziekten, zoals hart- en vaatziekten, af te remmen. Stikstofmonoxide ontspant de bloedvaten en helpt zo mee om de bloeddruk te verlagen en hartklachten te voorkomen.

Gazpacho

Een groot onderzoek onder bijna 4.000 mensen (gemiddelde leeftijd 67 jaar) toonde aan dat het regelmatig eten van een gazpacho kan leiden tot een lagere bloeddruk en een verminderde kans op een hoge bloeddruk en hart- en vaatziekten. Naar alle waarschijnlijkheid heeft dit te maken met de beschermende polyfenolen die in gazpacho verwerkt worden.

Kiwi

Bevat veel luteïne, calcium, vitamine C en E. Waarschijnlijk is deze combinatie van stoffen de verklaring dat kiwi gunstige eigenschappen heeft bij een hoge bloeddruk en de vloeibaarheid van het bloed.

Bleekselderij

Bleekselderij heeft op twee manieren een gunstig effect op de bloeddruk. Ze werkt als vochtafdrijver en verwijdt de bloedvaten.

Stevia

Het kruid stevia bevat twee werkzame stoffen die een stabiliserend effect op zowel het glucose- als insulineniveau hebben: stevioside en rebaudioside A. Deze stoffen laten ook een bloeddrukverlagende werking zien. LET OP: dit geldt voor het **kruid** stevia en niet voor alle poeders en producten die er inmiddels van dit kruid gemaakt worden. Deze producten bevatten zelden voldoende stevia en dus ook zelden deze twee werkzame stoffen.

Voedingsmiddelen met ellaginezuur

De stof ellaginezuur zorgt ervoor dat vooral vetten en cholesterol niet oxideren in het lichaam. Daarmee is het een belangrijke stof in de strijd tegen aderverkalking ofwel atherosclerose. Granaatappel en frambozen zijn zeer rijke bronnen van ellaginezuur. Andere goede bronnen zijn aardbeien, bramen, walnoten en pecannoten. Ook ander fruit bevat ellaginezuur, zij het in mindere mate.

Voedingsmiddelen met pycnogenol

In cacao, pijnboompitten, hazelnoten, rode wijn, druiven, kaneel en sinaasappelen zit pycnogenol. Dit is een stof die werkt als bètablokker. Dat maakt het hart minder vatbaar voor allerlei prikkels, verbetert de doorbloeding en werkt sterk beschermend op de vaatwanden.

Voedingsmiddelen met lycopeen

Voedingsmiddelen met lycopeen zijn prachtige bloeddrukverlagers en cholesterolremmers. Denk aan (verwarmde) tomaten, tomatensaus, rode meloen, papaja, roze grapefruit, guave, pompoen en wortelen.

Verdere maatregelen bij te hoge bloeddruk

Regelmatig eten

Als je schommelingen in je bloedsuikerspiegel hebt, kun je beter zes keer per dag een wat kleinere maaltijd eten dan drie keer per dag een grote. Bij zowel te hoge als te lage bloedsuikerniveaus worden er stresshormonen aangemaakt die onze bloeddruk verhogen. Als je deze problemen niet hebt, blijft drie keer per dag eten veel gezonder.

Chocola

Zwarte (of rauwe) chocola met meer dan 70% cacao is een sterke antioxidant. Onderzoeken wijzen uit dat dagelijks gebruik van een beetje zwarte chocola (slechts 25 gram) al voor een lagere bloeddruk zorgt. Dit heeft te maken met de polyfenolen en de hoeveelheid magnesium die zwarte chocola bevat. Melkchocolade heeft dit effect niet.

Essentiële vetzuren

Beperk het gebruik van verzadigde vetten en mijd transvetzuren (vaak aangegeven als geharde vetten op het etiket). Deze hebben een verhardend effect op onze bloedvaten en lokken ontstekingen uit. De onverzadigde essentiële vetzuren hebben juist een versoepelend effect en werken ontstekingsremmend.

Gezond zout eten

Als je toch wat zout toevoegt, kies dan voor goed zout met veel mineralen en sporenelementen, zoals Keltisch zeezout of Himalayazout. Voeg het zout wel pas achteraf toe en niet tijdens het koken. Dit voorkomt dat het waardevolle kalium in de aardappelen door het zout wordt onttrokken en met het kookwater verdwijnt.

Mediterraan eten

Ook uit de laatste onderzoeken blijkt het mediterrane voedingspatroon opnieuw het meest preventief te werken ten aanzien van allerlei chronische klachten, waaronder een hoge bloeddruk.

In grote lijnen ziet het mediterrane voedingspatroon er als volgt uit:

- Arm aan verzadigde vetzuren/transvetzuren en rijk aan onverzadigde vetten uit met name olijfolie, olijven en omega 3-vetzuren (zoals ansjovis, sardines en zuivel van loslopende schapen).
- Dagelijks noten en zaden.
- Dagelijks ruime hoeveelheden groenten en fruit.
- Ongeraffineerde (dus vezelrijke) granen, graanproducten en peulvruchten.
- Zuivelproducten (weinig) met name in de vorm van yoghurt en een beetje kaas.
- Voldoende drinken.
- Rode wijn (met mate). Bij de maaltijd, dus niet vooraf of tussendoor. Twee glazen per dag blijkt een positief effect op de bloeddruk te hebben, meer dan twee glazen een negatief effect.
- Weinig zout, maar veel kruiden als basilicum, oregano en tijm. Het zout dat gebruikt wordt, is van goede kwaliteit.
- Matig zoetwaren, met name in de vorm van fruit (en niet als geraffineerde witte suikers of industriële fructose).
- Maximaal twee keer per week rood vlees.

De ultieme mix?

De combinatie van resveratrol (in rode wijn, druivensap en cranberrysap), visolie, lycopeen (uit onder andere tomaat), catechines (uit groene thee), vitamine C en vitamine E (uit zaden, pitten, tarwekiemen, tarwekiemolie en plantaardige olie) is volgens een TNO-rapport uit 2011 de beste combinatie voor preventie van hart- en vaatziekten.

LET OP

Sommige voedingsveranderingen kunnen leiden tot snelle resultaten. Als je medicatie voor je bloeddruk gebruikt, kan het zijn dat de combinatie van voeding en medicijnen tot een te grote daling van je bloeddruk leidt. Laat je bloeddruk daarom regelmatig controleren als je de genoemde aanbevelingen consequent en dagelijks gaat toepassen.

Helpt het aanpassen van je voeding en voldoende bewegen niet genoeg? Er zijn volop kruiden en supplementen die ook een gunstige invloed kunnen hebben op de bloeddruk. Een orthomoleculair of natuurgeneeskundig arts of therapeut kan je hierover informeren.

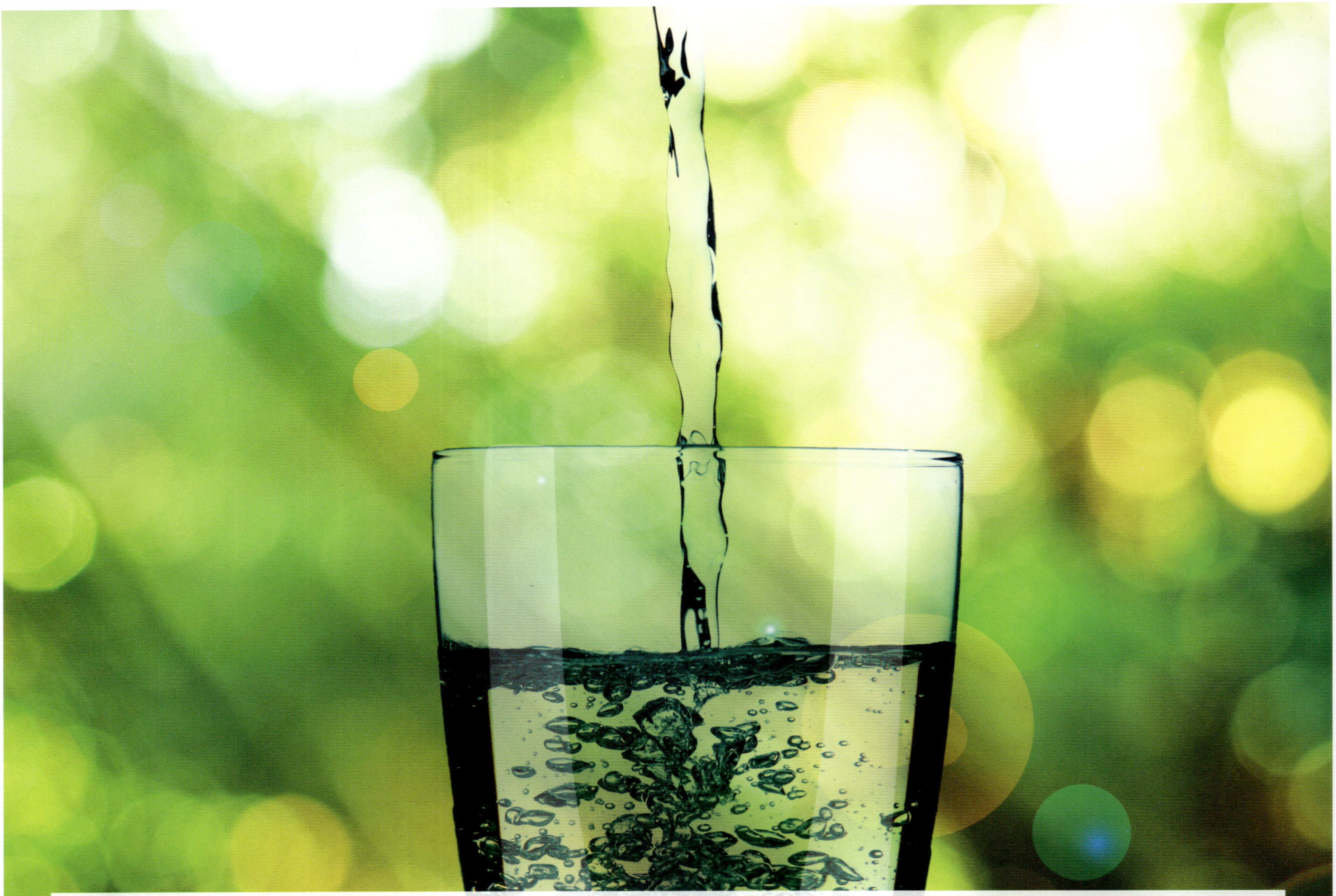

HORMOONVERSTORENDE STOFFEN

Onzichtbaar maar verraderlijk

Op dit moment hebben we ruim 100.000 chemische stoffen in onze omgeving, waarvan het gros de laatste vijftig jaar is ingevoerd. Een deel hiervan lijkt onze hormoonbalans behoorlijk te kunnen verstoren. Er is nog niet voor 100% bewezen dat het zo is, maar de bewijslast stapelt zich flink op.

Oorzaak van hormonale ziekten

In sommige landen, zoals Denemarken, worden zwangere vrouwen uit voorzorg gewaarschuwd voor hormoonverstorende stoffen. De Nederlandse overheid zegt dat er geen enkele reden tot zorg is, maar wetenschappers en toxicologen zien deze hormoonverstorende stoffen als een grote oorzaak van onze vele hormonale ziekten en -kankers. Natuurlijk heeft onze regering gelijk als ze zegt dat deze stoffen 'wetenschappelijk onderzocht' zijn. Ze zijn inderdaad afzonderlijk onderzocht op hun toxiciteit, bijvoorbeeld om hun toelating als E-nummer te krijgen. Maar wat gebeurt er als je ze dagelijks in een mix binnenkrijgt, via bijvoorbeeld je voeding, je water, je cosmetica en je plastic flesjes?

Wat is het probleem?

Xeno-oestrogenen zijn stoffen in het milieu, afkomstig uit de petrochemische industrie, met een sterke oestrogeenachtige werking. Ze worden ook wel pseudo of nep-hormonen genoemd. Ze kunnen moeilijk door onze lever worden afgebroken en bij een overmaat krijgt ons lichaam te maken met een oestrogeenoverschot. Overtollige oestrogenen stapelen vervolgens in vetweefsels, voortplantingsorganen, hersenen en lever, waardoor deze hun functies niet meer naar behoren kunnen uitoefenen, met alle gevolgen van dien. De verstoring op de hormoonbalans bij zowel mannen als vrouwen is zeer goed onderzocht. Veel van onze huidige hormonale klachten zijn het gevolg van 'oestrogeendominantie': klachten als onvruchtbaarheid, overgewicht bij jonge kinderen, borstontwikkeling op jonge leeftijd (ook bij jongens), een verlate puberteit, PMS, overgangsklachten, endometriose, verminderde spermakwaliteit, geboorteafwijkingen, vroeggeboortes en een verminderde schildklierwerking. Logischerwijs verhoogt het ook het risico op hormonale kankers, maar dat wordt nog volop onderzocht. Ook is de kans op leverproblemen groter. Dit is ontdekt doordat baby's die infusen kregen met de weekmaker DEHP 50% meer kans bleken te hebben op leverproblemen. Logischerwijs zijn baby's, jonge kinderen en zwangere vrouwen het meest gebaat bij minder hormoonverstorende stoffen. Maar ook ouderen, zieken of mensen die veel medicijnen gebruiken. En niet te vergeten alle vrouwen die synthetische hormonen in de vorm van de pil gebruiken: zij krijgen dagelijks al behoorlijk wat oestrogenen binnen.

Waar vinden we xeno-oestrogenen?

Xeno-oestrogenen komen onder andere voor in:

- Niet-biologisch vlees (met name rood vlees) en zuivel.
- Pesticiden, herbiciden, fungiciden, DDT, dioxine en PCB's. Daarom verdient biologisch voedsel de voorkeur.
- Ftalaten in plastic, dit zijn de zogeheten weekmakers. Daarom liever niet drinken uit plastic flesjes, geen plastic magnetronschaaltjes en zo weinig mogelijk voeding bewaren in plastic. De stoffen uit plastic die in verband worden gebracht met ontregeling van onze hormonen zijn: alkylphenolen (nonylphenol, octylphenol), bisphenolen, bijvoorbeeld bisphenol-A (BPA) en DEHP en MEHP. Flesjes voor baby's zijn uit voorzorg sinds 2005 wel BPA-vrij, dankzij Europese wetgeving.
- Drinkwater: helaas is het niet meer mogelijk om ons drinkwater volledig xeno-oestrogeen vrij te houden. Dan zou water onbetaalbaar worden.
- Shampoos, parfums, zonnebrandcrèmes, huidcrèmes etc. (alkylfenolen, parabenen, SLS).
- Zware metalen als kwik (let ook op amalgaamvullingen), lood, cadmium, chloor, fluor, aluminium (E173, E523, E522, E554, E521, E520) en broom. Helaas bevat de nieuwe suikervervanger HFCS (glucose-fructosesiroop) ook regelmatig kwik. Dus zelfs via een koekje, tandpasta, deodorant of E-nummers uit de supermarkt kun je een hormoonverstorende stof eten of gebruiken.
- Schoonmaakmiddelen, lijm, hars, brandvertragers met broom die in zeer veel huishoudelijke producten verwerkt zijn.
- Uitlaatgassen, fijnstof etc.

Wat kun je er zelf aan doen?

Lang niet alle stoffen zijn uit te bannen. Maar je kunt wel simpele keuzes maken, zoals deze:

TIP Bewaar zo weinig mogelijk en koop zo weinig mogelijk voedsel in plastic. Kies liever voor RVS, aardewerk of glas. Bewaar je je (warme) eten toch in plastic, laat het dan altijd eerst goed afkoelen. Hetzelfde geldt ook voor aluminiumfolie.

TIP Warm je eten of drinken nooit op in plastic. Drink ook geen hete koffie uit plastic bekertjes.

TIP Neem altijd je eigen boodschappentas mee, zodat je geen plastic zak van de winkel hoeft te gebruiken.

TIP Koop een waterflesje van hard plastic of RVS en vul deze zelf met (bron)water. In bepaalde gevallen kun je overwegen je kraanwater te zuiveren met bijvoorbeeld een waterfilter. Water is ons belangrijkste en goedkoopste medicijn, mits niet verontreinigd met veel medicijnresten, plastic en milieutoxines.

TIP Kies zo veel mogelijk voor voedsel uit glas in plaats van blik en karton. Blik bevat aan de binnenkant een coating die BPA bevat. Dit geldt ook voor pakken soep, frisdrank etc.

TIP Kies je cosmetica met zorg. Houd hierbij de simpele stelregel in acht: wat je niet veilig kunt eten, smeer je ook niet op je huid. Er zijn prima natuurlijke of biologische en ook nog eens betaalbare alternatieven voor bodylotion, deodorant, shampoo en haarverf.

TIP Koop altijd tandpasta zonder fluor, zeker voor (kleine) kinderen. Fluor wordt onder andere in verband gebracht met een veel te vroeg begin van de puberteit.

TIP Kies je schoonmaakproducten met zorg. Er zijn volop merken zonder een overvloed aan schadelijke stoffen. Je kunt er ook een sport van maken om weer te gaan poetsen met oude huismiddeltjes, bijvoorbeeld azijn, citroensap, zout om te schuren, zuiveringszout en kranten om je ramen te lappen. Doe er eventueel een paar druppels etherische olie door, zodat het lekker ruikt.

TIP Beweeg dagelijks.

Tot slot: laat je niet gek maken. Probeer gewoon te doen wat in je vermogen ligt en wat ook inpasbaar is. Alle kleine beetjes helpen, zowel voor je eigen gezondheid als die van de wereld om ons heen.

Aanpassingen in voeding

Ook qua voeding kun je kleine en simpele aanpassingen doen, zoals:

- Eet zo veel mogelijk biologisch. Kies je voor niet-biologisch vlees of zuivel, kies dan zeker voor de minst vette variant. Ook bij dieren slaat de overmaat aan xeno-oestrogenen zich voornamelijk op in vet en dat eet jij dus weer via je voeding.

- Als je niet voor biologische groenten en fruit kiest, was of schil alles dan goed. Houd zo veel mogelijk rekening met onderstaande tabel bij het kiezen van groente en fruit.

Groente/fruit en hun belasting met pesticiden

Uit 'Weten van (h)eerlijk eten 2', pagina 289:

HOOGSTE BELASTING (van hoog naar laag)	LAAGSTE BELASTING (van laag naar hoog)
Appel	Avocado
Aardbeien	Mais
Druiven	Ananas
Bleekselderij	Witte kool
Perzik	Diepvriespeulen
Spinazie	Uien
Paprika	Asperges
Nectarine	Mango
Komkommer	Papaya
Cherrytomaatjes	Kiwi
Sugar snaps import	Cantaloupe
Aardappelen	Bloemkool
Rode pepers	Zoete aardappel
Sla en boerenkool	

Hoewel het hier een Amerikaans onderzoek betreft, lijkt de situatie in de Nederlandse supermarkten nagenoeg hetzelfde. Producten van Nederlandse origine komen wel beter uit de bus.

Nog meer voedingstips

TIP Zorg dat je een paar dagen per week geen vlees en vis eet. Plantaardige eiwitten hebben over de hele linie veel minder milieutoxines in zich opgeslagen.

TIP Vermijd de vette, langlevende vissen, zoals makreel, tonijn, haai (surimi), zwaardvis, paling en snoek. Zij bevatten veel milieutoxines (o.a. methylkwik), opgeslagen in hun vet. Of liever maar alle vis weglaten als je hormonen je lief zijn? In juni 2014 maakte Dos Winkel van de Sea First Foundation openbaar: "Er zijn inmiddels zo'n 80.000 verschillende gifstoffen in vissen en zeeën ontdekt, voor het grootste deel afkomstig uit chemische stoffen in allerlei soorten plastic."

TIP Drink voldoende water of kruidenthee: afvalstoffen die door de lever onschadelijk zijn gemaakt, moeten zo snel mogelijk afgevoerd worden.

TIP Eet regelmatig wat fyto-oestrogenen, uit lijnzaad, gefermenteerde soja, alfalfa, peulvruchten etc. Dit zwakt de werking van xeno-oestrogenen af en brengt de oestrogenen in balans.

TIP Help je lever een handje: zorg ervoor dat alle vitamines, mineralen en sporenelementen, nodig voor de ontgifting, in je voeding aanwezig zijn. Algen, wieren en zeezout zijn zeer goede bronnen.

TIP Zorg voor dagelijks minimaal 200 gram fruit en 300 gram groente. Gebruik biologische kruiden en specerijen in je eten, vanwege de beschermende stoffen die ze bevatten.

TIP Probeer zo weinig mogelijk glucose-fructosesiroop (HFCS of GFS) te eten. Dit zit in nagenoeg alle gezoete supermarktproducten. In een derde van de onderzochte partijen glucose-fructose werd het zware metaal methylkwik aangetroffen.

TIP Groene voedingsmiddelen die chlorofyl bevatten, kunnen veel ongewenste stoffen aan zich binden en ervoor zorgen dat ze via urine en ontlasting worden afgevoerd.

TIP Eet zeker drie tot vier keer per week groente uit de familie van de kruisbloemigen. Voor de mens lijken alle koolsoorten (broccoli, broccolikiemen, witte kool, rode kool, palmkool, spitskool, boerenkool, spruit en bloemkool) in klinische studies een uiterst beschermende werking tegen kanker te bieden.

JODIUM

Een onderschat sporenelement

Iedereen kent jodium en de meeste mensen weten dat jodium belangrijk is voor de schildklier en de stofwisseling. Krop (struma) is een van de duidelijkste signalen dat er een jodiumtekort is. Maar er zijn veel meer signalen dat er mogelijk een tekort aan jodium in het lichaam is.

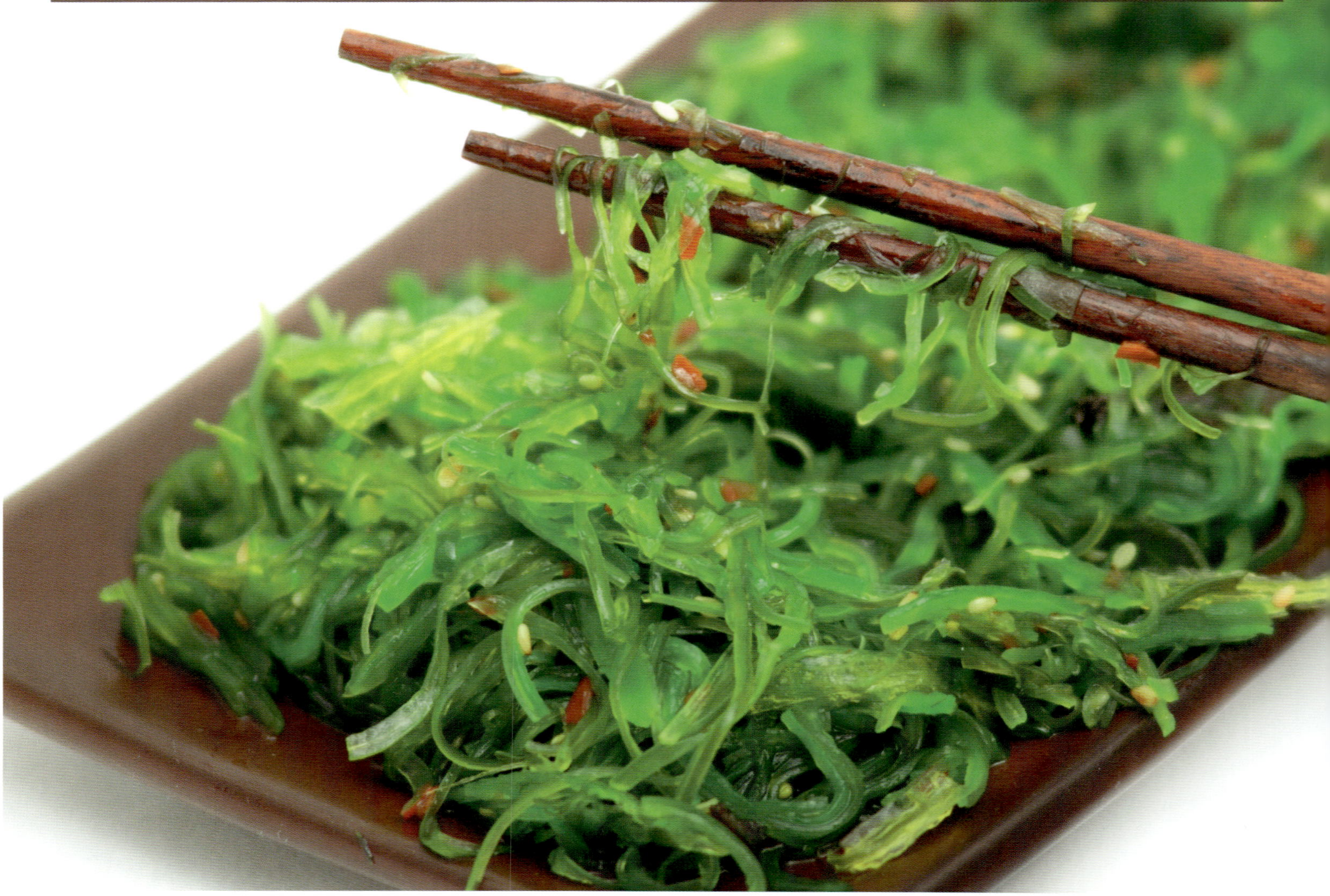

Een aantal kenmerken van een jodiumtekort

- Cystevorming in de borsten, baarmoeder of eierstokken.
- Krampen (dat kan ook van een magnesiumtekort komen).
- Veelvuldige ontstekingen.
- Onverklaarbare gewichtstoename.
- Onverklaarbare chronische vermoeidheid.
- Zeer droge huid.
- Overmaat aan taai of dik slijm.
- Hartritmestoornissen.

De functies van jodium in ons lichaam

De verscheidenheid van bovengenoemde symptomen geeft aan dat jodium bij veel processen in ons lichaam een belangrijke rol speelt:

- Jodium is nodig voor onze hersenontwikkeling en IQ. Daarom is het ook zo belangrijk dat zwangere vrouwen voldoende jodium krijgen voor de ontwikkeling en het IQ van hun baby. Jodium vermindert ook de kans op ADHD. Ook bij baby's en jonge kinderen blijft jodium dus een aandachtspunt.
- Jodium is essentieel voor onze fysieke en mentale groei. Een groeiachterstand kan een symptoom van een jodiumtekort zijn.
- Ons immuunsysteem heeft jodium nodig als middel om bacteriën, schimmels en virussen te lijf te kunnen gaan. Maar ook is jodium een essentiële stof in de apoptose: het mechanisme dat oude en beschadigde cellen aanzet om zichzelf op te ruimen, zodat ze geen schade meer kunnen aanrichten.
- Ons hele hormonale systeem wordt mede gereguleerd door jodium. Dit omdat jodium een zogenaamde receptorfunctie heeft om hormonen en neurotransmitters 'aan te laten dokken' op cellen. Pas dan kunnen ze hun werkzaamheden uitvoeren.
- Tot slot vervult jodium een cruciale rol in het onschadelijk maken van vrije radicalen, het ontgiften van zware metalen en het verminderen van de schade door radioactieve straling.

Een tekort aan jodium niet mogelijk?

Veel mensen denken dat een tekort aan jodium niet mogelijk is, omdat er jodium aan ons tafelzout en aan bakkerszout is toegevoegd. Helaas zijn er ondanks ons tafelzout en onze broodinname zo'n 6,5 miljoen Nederlanders met een jodiumtekort. Omdat de gemiddelde Nederlander al te veel zout binnen krijgt (en wellicht ook te veel brood) lijken jodiumbronnen als tafelzout en brood niet de meest aangewezen oplossingen. We kunnen jodium uit tafelzout namelijk niet zo goed opnemen. Je zou dus wel heel veel tafelzout moeten eten om in je dagelijkse behoefte te voorzien. En dan krijg je weer een overmaat aan natriumchloride (zout), met alle gevolgen van dien voor je gezondheid.

Waarom er toch een tekort kan ontstaan

Een aantal oorzaken van een tekort aan jodium:

- We eten simpelweg veel te weinig jodium. De beste bronnen zijn zeevis en zeegroenten. Deze ingrediënten staan niet vaak op het Nederlandse menu.
- Veel Nederlanders hebben een seleniumtekort, omdat selenium heel weinig in de bodem voorkomt. Een seleniumtekort verergert de symptomen van een jodiumtekort. Ook een tekort aan ijzer en vitamine A kan dit verergeren.
- Een te hoge consumptie van onderstaande voedingsmiddelen kan de opname van jodium verstoren:
    - niet-gefermenteerde soja en sojaproducten (NB: gefermenteerde soja, zoals miso, tempé en tamari hebben deze eigenschap niet);
    - rauwe koolsoorten, mosterd, tuinkers en alfalfa;
    - rauwe pinda's, zoete aardappelen, rammenas, koolzaad- en raapzaadolie kunnen bij een bestaand jodiumtekort voor een nog groter tekort zorgen.

  Bij regelmatige consumptie van deze voedingsmiddelen is het dus zeer raadzaam om je jodiuminname te verhogen.

- Ook medicijnen als aspirine, warfarines, psychofarmaca en mesalazine verhogen de uitscheiding van jodium, zodat er gemakkelijk een tekort ontstaat.
- Een vegetarische, veganistische leefwijze of veel sporten (en transpireren) vergroot de kans op een tekort.
- Te weinig maagzuur, waardoor de opname van voedingsstoffen wordt beperkt.
- Voeding met te veel toxines als fluor, kwik en lood. Er wordt dan heel veel jodium verbruikt om deze stoffen onschadelijk te maken.

Hoe herken je een jodiumtekort?

Misschien herken je je in de genoemde kenmerken van een jodiumtekort of weet je dat je via je voeding heel weinig jodium binnenkrijgt. Door jodium toe te voegen aan je voeding kun je kijken of deze klachten verdwijnen. Verder kun je een jodium-urinetest laten doen bij een natuurarts of orthomoleculair arts.

Hoe vul je een jodiumtekort aan?

De minimale dagdosering (ADH) voor jodium is vastgesteld op 150 mcg per dag. Soms zit de dagdosering al in een multivitamine. Het maximum is 600 mcg. Aanvullen op eigen houtje met hogere doseringen kan schildklieraandoeningen veroorzaken. Mensen met krop, de ziekte van Graves of auto-immuunziekten van de schildklier moeten hier zeker voorzichtig mee zijn. Te hoge doseringen bij zwangere vrouwen kunnen juist een te trage schildklierwerking van de baby veroorzaken. Ook mensen met uitgeputte bijnieren zouden heel voorzichtig moeten zijn met het lukraak aanvullen van hoge doseringen jodium. De bijnieren moeten de energie die gegenereerd wordt door de schildklier of jodium wel aankunnen. In dergelijke gevallen is het dus zaak om eerst je bijnieren op orde te krijgen. Als je extra jodium neemt, moet je ook zorgen dat je selenium in orde is. Een paar paranoten per dag is al een prima seleniumaanvulling.

Plantaardige jodiumbronnen versus vis

Ik geloof dat je jodium het beste kunt aanvullen door twee à drie keer per week zeegroenten te eten. Op de voet gevolgd door gejodeerd zeezout, maar daar kun je nu eenmaal niet te veel van gebruiken. Zeevis (zeker de witvissen en daarna de schaal- en schelpdieren), zeewieren en algen zijn de beste bronnen van jodium. Toch prefereer ik het eten van zeegroente boven zeevis. Waarom? Omdat milieutoxines die niet kunnen worden uitgescheiden, bij mens en dier (dus ook bij vis) worden opgeslagen in vet. Met name vette, langlevende en roofvissen kunnen dus heel wat milieutoxines bevatten. En dan wordt jodium dus gebruikt om de toxines uit vis te ontgiften.

Bij zeewieren kennen we dit probleem veel minder: zij bevatten immers maar weinig vet en kunnen dus ook heel weinig toxines opslaan. En dan kan jodium wel voor onze vitale lichaamsprocessen gebruikt worden.

Andere gunstige eigenschappen van zeegroente

Bovendien zijn zeewieren een geweldige aanvulling van mineralen en sporenelementen. We hebben nu eenmaal te maken met tekorten door heel veel verschillende oorzaken. De bodemverarming, onze hoge consumptie van suikers en brood, medicijngebruik en oxidatieve stress zijn allemaal factoren die onze behoefte aan mineralen sterk vergroten. Met zeewieren krijg je een heel goede aanvulling. Zeewieren bevatten zelfs wat omega 3-vetzuren. We hoeven dus geen vis te eten of visolie te slikken voor onze broodnodige omega 3-aanvulling en kunnen het milieu en de zee sparen door meer zeegroenten/algenoliecapsules te gebruiken. Er zijn heerlijke zeewieren verkrijgbaar, zowel vers als gedroogd, in allerlei soorten en smaken.

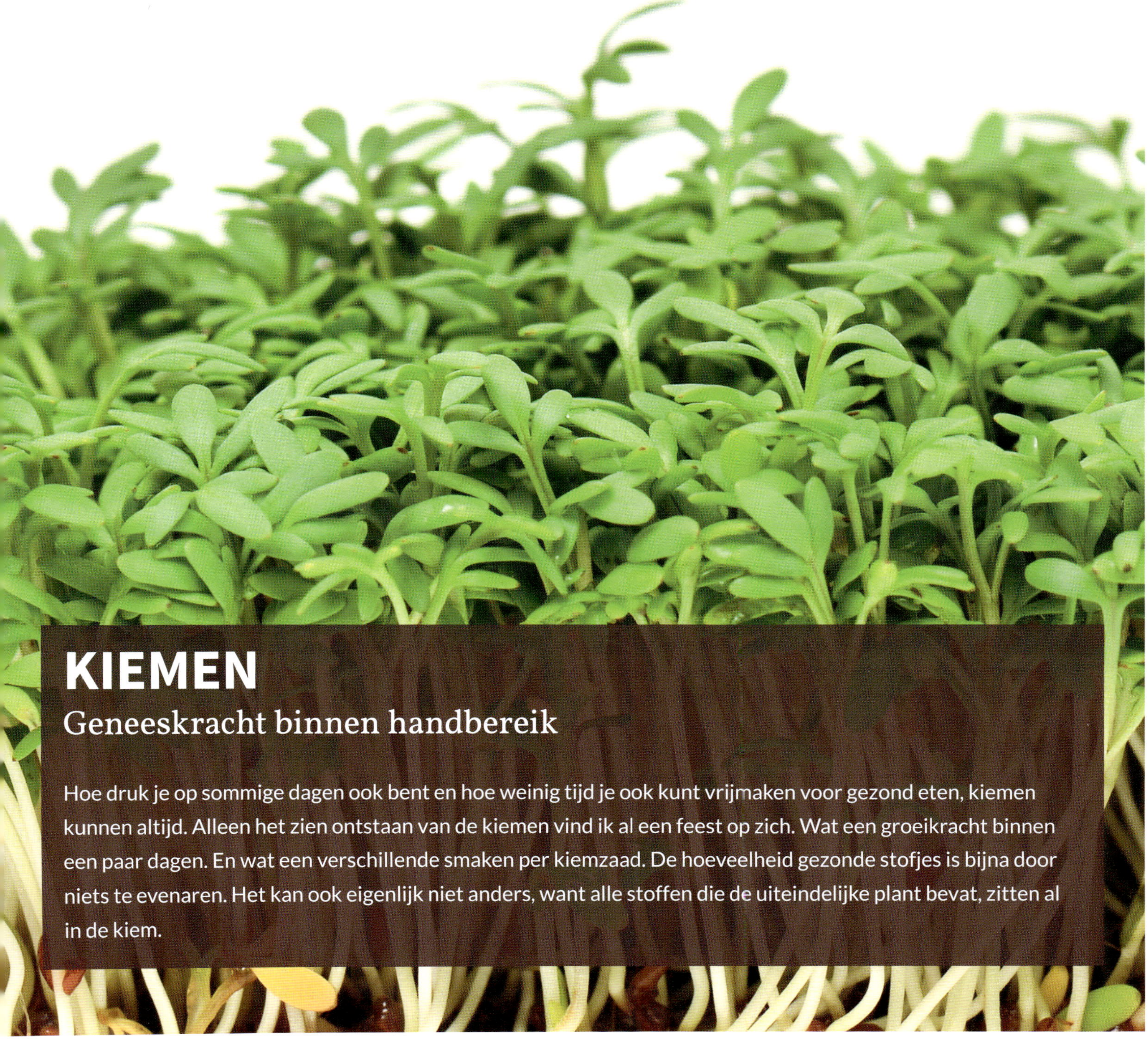

KIEMEN

Geneeskracht binnen handbereik

Hoe druk je op sommige dagen ook bent en hoe weinig tijd je ook kunt vrijmaken voor gezond eten, kiemen kunnen altijd. Alleen het zien ontstaan van de kiemen vind ik al een feest op zich. Wat een groeikracht binnen een paar dagen. En wat een verschillende smaken per kiemzaad. De hoeveelheid gezonde stofjes is bijna door niets te evenaren. Het kan ook eigenlijk niet anders, want alle stoffen die de uiteindelijke plant bevat, zitten al in de kiem.

De gezonde eigenschappen van kiemen

Kiemgroenten bevatten grote hoeveelheden antioxidanten die de vrije radicalen in ons lichaam onschadelijk maken. Ook zijn kiemgroenten een goede bron van veel vitaminen, mineralen, eiwitten, enzymen, vezels en de nucleïnezuren DNA en RNA. Deze zijn onder meer nodig voor celgroei en herstel. Wetenschappelijk onderzoek heeft aangetoond dat door het ontkiemen de hoeveelheid enzymen, eiwitten, mineralen en nucleïnezuren aanzienlijk toeneemt ten opzichte van de oorspronkelijke zaden.

Het kiemproces zorgt er ook voor dat het zaadje wordt 'voorverteerd'. Hierdoor worden de vertering en de opname van voedingsstoffen in ons lichaam vergemakkelijkt na het eten van het ontkiemde plantje. De kans op allergieën wordt hierdoor verminderd. Kiemgroenten ondersteunen dus de spijsvertering en zorgen ervoor dat de juiste zuurgraad in het lichaam bereikt wordt of behouden blijft. Daarnaast versterken ze het immuunsysteem, waardoor de kans op bijvoorbeeld verkoudheid, griep en andere aandoeningen vermindert.

Tips voor het eten van kiemen

TIP Probeer bij elke lunch groente en/of kiemen te eten. Een verspreide inname van groente en fruit over de dag heeft een veel groter effect op onze gezondheid dan eenmalig een paar honderd gram bij het avondeten.

TIP Kiemen zijn rijke bronnen van enzymen (ondersteunen onze spijsvertering), aminozuren, vitamines, mineralen en niet te vergeten groeihormonen. Hiermee kan ons lichaam allerlei herstelprocessen in goede banen leiden. Enzymen komen niet veel meer voor in onze voeding, omdat slechts 3% van onze voeding nog onbewerkt is.

TIP Als je een paar dagen fenegriek(kiemen) hebt gegeten, ruikt je zweet naar fenegriek. Dit is totaal onschuldig, het komt door een inhoudsstof van fenegriek: galactomannanen.

TIP Fenegriekkiemen kun je niet vaak kant-en-klaar kopen. Je kunt wel de zaden kopen, deze 24 uur laten weken en ze dan laten kiemen. Eet ze heel regelmatig, zeker bij hart- en vaatproblemen. Ze verlagen namelijk het homocysteïnegehalte, doordat ze rijk zijn aan de stof SAM-e.

TIP Broccosprouts zijn kiemen met een zeer sterke beschermende werking. Alle kiemen bevatten veel enzymen en reparatiestoffen (groeihormonen genoemd). Maar de broccosprouts blinken ook nog eens uit in hun beschermende werking, door de stof sulforafaan. Volgens wetenschappers blijft de beschermende werking van broccosprouts nog dagen aanwezig nadat de kiemen gegeten zijn. Er zijn broccosprouts onderzocht waarbij 30 gram spruiten de hoeveelheid van 600 gram broccoli kon evenaren.

TIP Koop een kiempot of een kiembakje en ga experimenteren. Bijna alle zaden kun je laten kiemen. En elke kiem heeft zijn eigen unieke smaak. Koop wel altijd biologische zaden.

TIP Ook heel gezond: maak je eigen kiembrood. Erg lekker en vooral leuk om te doen. Op internet vind je veel recepten voor kiembrood.

ONTSTEKINGEN

De rol van ontstekingen in onze huidige ziektebeelden

Er zijn grofweg twee vormen van ontsteking: de klassieke (met roodheid, hitte, zwelling, verlies van functie en pijn) en de laaggradige (ook wel de stille ontsteking genoemd). Met name de laatste wordt vaak over het hoofd gezien, omdat deze bij allerlei aandoeningen voorkomt en niet duidelijk uit bloedonderzoeken blijkt. Ook hoeft deze vorm niet gepaard te gaan met bacteriën, virussen of schimmels. Maar uiteindelijk geeft ook deze vorm van ontsteking beschadiging van weefsels en een verzwakt immuunsysteem.

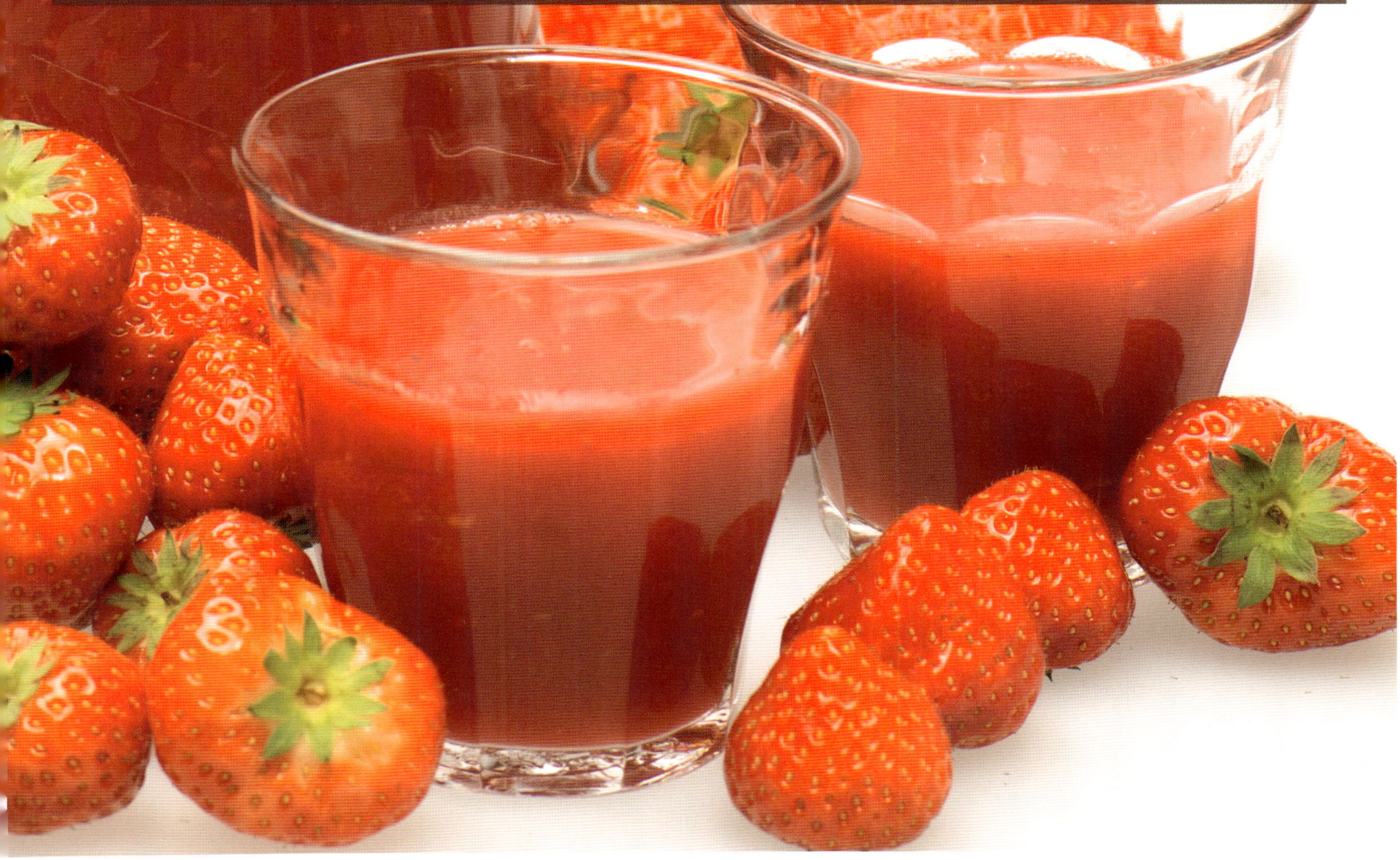

Stille ontstekingen

Stille ontstekingen spelen vaak een rol bij onder andere de volgende ziektebeelden:

- obesitas, metaboolsyndroom, insulineresistentie, veel buikvet;
- hart- en vaatziekten, atherosclerose, hypertensie;
- fibromyalgie;
- depressie;
- botontkalking;
- reuma;
- kanker;
- neurodegeneratieve ziektes als Alzheimer, Parkinson, dementie;
- lekke darmen;
- veel huidklachten, zoals psoriasis en eczeem;
- chronische stressklachten;
- chronische vermoeidheid;
- onbegrepen pijnklachten.

Zo houden we ontstekingen in stand

Er zijn veel leefstijlfactoren en voedingsmiddelen in ons huidige voedingspatroon die deze ontstekingen in stand houden of zelfs verergeren. Bijvoorbeeld:

- Tekorten aan voedingsstoffen (vitamines, mineralen en sporen-elementen).
- Te weinig bewegen.
- Te veel stress: het stresshormoon cortisol is bij een overmaat ontstekingsbevorderend.
- Slechte toestand van het gebit. Ingekapselde ontstekingen in het gebit en paradontitis (en zelfs implantaten) kunnen voor ontstekingen in het hele lichaam zorgen.
- Te veel omega 6-vetzuren of te veel verzadigd vet. De balans tussen vetten is erg belangrijk om ontstekingen buiten de deur te houden. De gemiddelde Nederlander krijgt een overmaat aan omega 6 en verzadigd vet ten opzichte van omega 3- en omega 9-vetzuren. Zie bijlage Vetten.
- Te veel arachidonzuur, wat van nature in dierlijke producten (vooral varkensvlees) voorkomt of ontstaat door een overmaat aan omega 6 ten opzichte van omega 3.
- Te veel glutenhoudende granen. Deze gluten kunnen de slijmvliezen van onze darmen erg gemakkelijk beschadigen. Daardoor worden we infectiegevoelig en kunnen er overreacties van het immuunsysteem (zoals allergieën of auto-immuunreacties) ontstaan. Dit noemen we een 'lekke darm'. Zelfs als je nooit merkt dat je darmen op gluten reageren, zorgt het enorme surplus aan gluten in onze huidige voeding voor ontstekingsreacties in ons lichaam en in ons brein.
- Suikers, snelle koolhydraten en frisdranken die een flinke insuline-aanmaak vergen. Insuline is niet alleen een hormoon dat bloedsuikers wegwerkt naar onze cellen, het zorgt ook voor buikvet. Buikvet lijkt een belangrijke veroorzaker van ontstekingen te zijn.
- Fructose, dat net als snelle koolhydraten zorgt voor overgewicht (met name buikvet en leververvetting) en insulineresistentie. Ontstekingen zijn hiervan weer het gevolg. Glucose/fructose (ofwel HFCS) zit in nagenoeg alle gezoete industriële supermarkt-producten. Fructose heeft een gezond imago (wordt zelfs aanbevolen voor diabeten), omdat het van vruchten afkomstig lijkt te zijn, maar niets is minder waar. Het wordt gewonnen uit mais.
- Te veel verzurende ten opzichte van basische voedingsmiddelen. Zorg voor circa 75 tot 80% basische voeding ten opzichte van zuren. Zuurvormende voeding is bijvoorbeeld graan, rijst, vlees, vleeswaren, alles wat suiker/fructose bevat, alcohol, frisdranken, soja, witmeel (bloem), koffie, zwarte thee en peulvruchten. Zie tabel zuur/basen op pagina 17.
- Te weinig antioxidanten, waardoor er te veel vrije radicalen ontstaan. Vrije radicalen zorgen voor ontstekingen, maar andersom zorgen ontstekingen ook voor te veel vrije radicalen.

- Te weinig vitamine B6, B12 en foliumzuur in onze voeding, waardoor er onder andere een te hoog homocysteïnegehalte kan ontstaan.
  Homocysteïne is een stof die ontstekingen aan vaten kan veroorzaken, maar ook in verband wordt gebracht met neuro-degeneratieve ziektes. Zorg dagelijks voor rauwe, onbewerkte, onverhitte en niet te lang bewaarde voeding in je eetpatroon. Door voedselbewerking en te lang bewaren, daalt het gehalte aan deze drie B-vitamines drastisch, waardoor het homocysteïne-gehalte stijgt.
- Ook kan onvoldoende maagzuur of het gebruik van maagzuur-remmers een rol spelen. Een goede maagzuurproductie zorgt ervoor dat microben, die we via ons voedsel binnen krijgen, geen overlevingskans hebben en geen ziekte of ontsteking kunnen veroorzaken.

Ontstekingsremmende voedingsmiddelen

Gelukkig zijn er ook volop voedingsmiddelen die juist ontstekings-remmend werken, zoals:

Dagelijks olijfolie

Zeker bij hart- en vaatziekten en darmontstekingen. Olijfolie is een zogenaamde COX-2-remmer. De gangbare ontstekingsremmers die artsen voorschrijven, zijn ook vaak COX-2-remmers.

Omega-3-vetzuren

Omega-3-vetzuren zitten in walnoten, lijnzaad(olie), hennepzaad, hennepolie, koolzaadolie, vette vis, visoliecapsules en plantaardige EPA/DHA-capsules.

Bij meer omega 3 in je voeding heb je ook meer vitamine E nodig. Vitamine E is in combinatie met omega 3 ook direct weer een goede ontstekingsremmer. Goede vitamine E-bronnen zijn rode palmolie, tarwekiemen, tarwekiemolie, zaden, pitten en noten.

Vitamine D

Zeker bij chronische pijnen of ontstekingen zou de minimale vitamine D-waarde 80 n/mmol moeten zijn. Laat dit eventueel door een lab bepalen. Een vitamine D-tekort verhoogt de ontstekings-activiteit in het lichaam. Voldoende zonlicht en supplementen moeten zorgen voor voldoende vitamine D, onze voeding kan niet voldoende leveren.

Kruiden/specerijen

Kruiden zijn nog sterkere antioxidanten dan groente en fruit. Kurkuma, gember, alle mediterrane en Provençaalse kruiden, kruid-nagel, peper, knoflook, ui ,komijn, koriander, brandnetel, citroengras en groene thee zijn slechts een greep uit de vele natuurlijke ont-stekingsremmers, die eenvoudig in je dagelijkse voeding te verwer-ken zijn.

Glutenvrije granen en graanvervangers

Denk aan haver, teff, quinoa, cassavemeel, amaranth, boekweit, mais, rijst en gierst (deze laatste drie verhogen de bloedsuiker-spiegel wel behoorlijk). Hoewel amaranth glutenvrij is, bevat het zeer veel lectines, die bij een teveel weer tot ontstekingen kunnen leiden. Haver is een graan dat immuun-modulerende eigenschappen heeft, omdat het zogenaamde bèta-glucanen bevat. Deze komen ook voor in champignons, paddenstoelen en gerst. Ze activeren macrofagen en neutrofielen, waardoor bacteriën, virussen en schim-mels sneller onschadelijk gemaakt kunnen worden.

Bio-flavonoïden

Zeker de stof quercetine in appels, druiven en uien. De spreuk *'One apple a day, keeps the doctor away'* bevat veel waarheid. Kies zo veel mogelijk voor biologische appels of was de schil met citroen of azijn. Alle kleuren groente en fruit bevatten specifieke flavonoïden met hun eigen werking tegen ontstekingen. Eet daarom kleurrijk en varieer.

Rauwe voeding

Denk bijvoorbeeld aan dagelijks wat kiemen, noten, salade, smoothie en fruit. Dit bevat meer ontstekingsremmende stoffen dan verhit voedsel. Dat wil overigens niet zeggen dat we alles rauw moeten eten, omdat bij verhitting ook weer waardevolle stoffen voor ons lichaam beschikbaar komen.

Oplosbare vezels

Uit bijvoorbeeld groente, fruit, peulvruchten, lijnzaad, kokos, kokosmeel, haver, inuline, psyllium, zeewieren, noten en zaden. Mensen die 30 tot 40 gram oplosbare vezels per dag eten, hebben minder ontstekingen dan mensen die onvoldoende van deze vezels eten.

Alle genoemde voedingsmiddelen die een gunstig effect hebben op de darmflora, hebben ook een gunstig effect op ontstekingen. Ruim 80% van je immuunsysteem wordt bepaald door de darmflora. Gezonde darmen betekent dus een gezonder immuunsysteem.

Nog een aantal tips om ontstekingen te lijf te gaan

TIP Eet voldoende eiwit, zeker als je last hebt van ontstekingen. Ons immuunsysteem is erg afhankelijk van voldoende eiwit. Zonder voldoende eiwitten kunnen we geen adequate reacties van ons immuunsysteem verwachten. Zie weetje Eiwitten en Aminozuren.

TIP Probeer het bij drie eetmomenten per dag te houden (tenzij dwingende redenen om het niet te doen). Na elke maaltijd treedt er een zogenaamde post-prandiale ontstekingsreactie op: alles wat we eten, is lichaamsvreemd en wordt in ons lichaam omgezet in lichaamseigen. Daarbij treedt een immunologische reactie op. Minder vaak eten heeft dus een positief effect.

TIP Ook bewegen vóór de maaltijd verlaagt deze ontstekingsreactie. Dagelijks bewegen is hoe dan ook belangrijk voor een gezonde afweer.

TIP Vergeet niet op tijd naar bed te gaan. Tussen 0.00 en 4.00 uur is de activiteit van ons belangrijke reparatiehormoon, het groeihormoon, en de aanmaak van antioxidanten door de lever het hoogst. We moeten dan echter wel in onze diepe slaap zijn.

TIP Bij langdurige ontstekingen met veel medicatie kan ontstekingsremmende voeding alleen te weinig zoden aan de dijk zetten. Informeer dan eens bij een natuur- of orthomoleculair arts of therapeut naar de mogelijkheden van natuurlijke ontstekingsremmende supplementen of kruidenpreparaten. De natuur kent heel wat kruiden en specerijen voor specifieke ontstekingsbeelden, virussen, bacteriën en schimmels.

OVERGEWICHT

Hoe onze oergenen van invloed zijn op de obesitasepidemie

Hoe modern we er uiterlijk ook uitzien, ons erfelijke materiaal is nog grotendeels identiek aan dat van de oermens. Dat betekent dat ons lichaam feitelijk dezelfde eisen stelt aan voeding en leefstijl als duizenden jaren geleden. Aan het eind van de zomer was er wat meer suiker (glucose en fructose) in het voedsel van de oermens, door vruchten en honing. Dit werd grotendeels gebruikt voor vetopslag. Hoe meer vetopslag in de nazomer, hoe groter de overlevingskans om de winter door te komen, waarin er bijna niets te eten was. De mens is van nature dus geprogrammeerd en gefixeerd op vet en zoet, omdat deze meer vetopslag genereren en betere overlevingskansen geven in een periode van voedselschaarste.

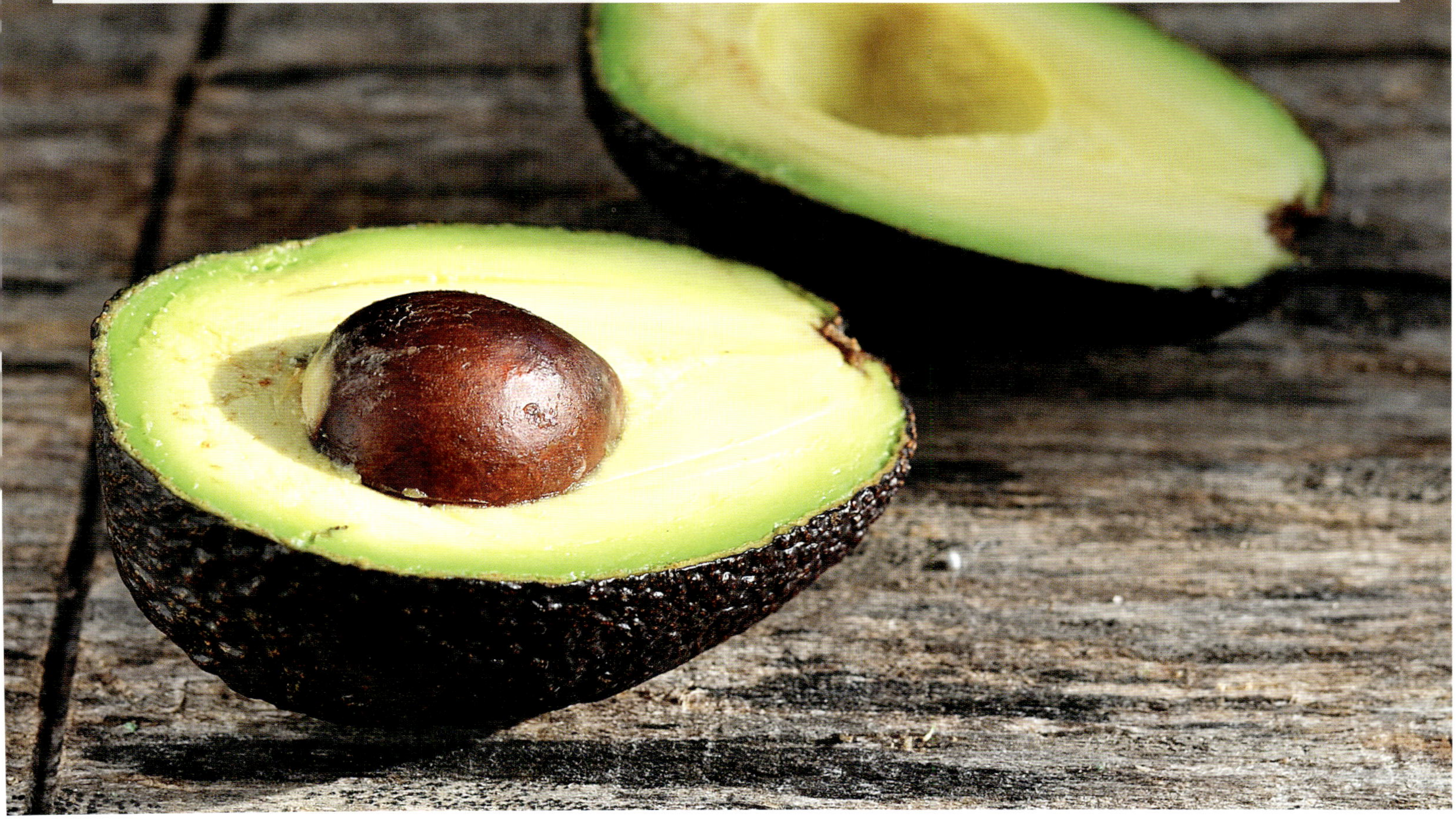

Survival of the fattest

De industrie maakt zeer handig gebruik van dit principe door veel vet en zoet in zeer veel producten te verwerken. Doordat er nu het hele jaar door veel suiker en fructose in ons eten aanwezig is, zet ons lichaam dit volgens bovenstaand principe om in vet. Gemiddeld eet een Nederlander alleen al 40 kilo glucose op jaarbasis. Fructose is dan nog niet eens meegeteld.

Vanwege dit oermensprincipe kan een mens in de zomer ook gemakkelijker met het eten van koolhydraten omgaan dan in de winter. In de winter zorgt het eten van veel koolhydraten in de vorm van snelle suikers (brood, koekjes, tussendoortjes, pasta van tarwe, frisdranken, gezoete toetjes, aardappelen, rijst etc.) ervoor dat we eerder in gewicht toenemen, meer dan in de zomer.

Ook bij een streng dieet wordt het oermensprincipe weer in werking gezet. Ook dan lijkt er immers een periode van schaarste aan te komen en kiest ons lichaam ervoor om zo veel mogelijk vetreserve te genereren.

Buikvet grootste risico

Niet vet, maar de locatie van vet bepaalt risico's. Buikvet (visceraal vet) is het vet met de grootste risico's. Het veroorzaakt onder andere veel hormonale klachten en laaggradige ontstekingen. Insuline en cortisol zijn de hormonen die in veel gevallen verantwoordelijk zijn voor te veel buikvet. In tegenstelling tot de oermens eten wij veel snelle koolhydraten die voor veel insulineaanmaak zorgen. Ook kennen we veel meer hormoonverstorende factoren die voor de oermens niet eens bestonden. Denk maar aan kunstlicht, plastic, ploegendiensten en hormonale medicijnen. Bovendien had de oermens veel meer spiermassa, want hij bewoog 6 tot 8 uur per dag. En juist voldoende spiermassa is sterk bepalend of we voedsel kunnen omzetten in energie en warmte, dan wel opslaan als vet.

Niet elk pondje gaat door het mondje

Nog steeds wordt ons voorgehouden dat meer bewegen en minder calorieën eten de enige manier is om gewicht te verliezen, maar niet elk pondje gaat door het mondje. Een aantal andere oorzaken voor overgewicht:

- Voedingstekorten die de omzetting van voedsel in energie verminderen, waardoor er meer vetopslag plaatsvindt:
  - Door transport, opslag en teeltmethoden zitten er gewoon minder vitamines, mineralen en sporenelementen in onze voeding dan zo'n twintig jaar geleden. Deze stoffen zijn nodig voor de omzetting van voedsel in energie.
  - Lege voeding die veel vitamines en mineralen aan ons lichaam onttrekt, bijvoorbeeld bloem, geraffineerde suiker en zout.
  - Bepaald medicijngebruik.
  - Chronische stress verbruikt veel eiwitten en voedingsstoffen, zodat deze niet meer beschikbaar zijn voor onze stofwisseling.
  - Toxische stoffen uit voeding, milieu en cosmetica worden bij een teveel door ons lichaam 'veilig' opgeslagen in vet.
- Hyperinsulinemie, insulineresistentie of koolhydraatverslaving. Dit wordt als hoofdoorzaak gezien van de obesitasepidemie.
- Trage schildklier, te vaak diëten, verlaagde verbranding (door onder andere ons 'caloriedenken' of geen rekening houden met ons basaal metabolisme en de thermogenese van voeding).
- Toevoegingen aan voeding (glutamaten, fructose, transvet, zoetstoffen) die ons honger- en verzadigingsgevoel in de war brengen, waardoor leptine- en insulineresistentie kan ontstaan.
- Hormonale ontregelingen: PMS, menopauze, andropauze, zwangerschapsproblemen, stress, metaboolsyndroom.
- We eten te weinig gezond vet en eiwitten die onze stofwisseling moeten activeren.

Op een aantal van deze oorzaken ga ik nader in: hoe herken je ze en wat kun je ertegen doen? Op mijn website noem ik nog veel meer kenmerken.

Insulineresistentie

Een aantal kenmerkende symptomen (meer op mijn website):

- Je hebt overgewicht, met name rond je middel.
- Je hebt snel na het eten van aardappelen, pasta, rijst, brood, of koekjes zin in iets zoets.
- Je gebruikt medicijnen voor je bloeddruk, cholesterol en/of bloedsuikerspiegel.
- Ondanks dieet of sport lukt het je niet om je buikje weg te krijgen.
- Je valt overdag gemakkelijk zomaar in slaap of wordt duf of gaperig als je heel even rustig gaat zitten, vooral vlak na de lunch of avondeten.

Het gevaar van insulineresistentie

Als onze bloedsuikerspiegel snel stijgt (door snelle koolhydraten uit tarwe, witmeel, witte pasta, witte rijst, aardappelen, frisdrank, sapjes en alle suikerbevattende tussendoortjes), wordt er meer insuline aangemaakt. Hoe vaker en langer dit gebeurt, hoe groter de kans dat we insulineresistent worden. Insuline is het hormoon dat het teveel aan suikers moet wegwerken uit de bloedbaan. Als dit vaak gebeurt, worden de suikers weggewerkt naar onze vetcellen.

Wat je verder moet weten over insuline dat chronisch verhoogd is:

- Een vetcel heeft vele malen meer receptoren voor insuline dan een spiercel. Als er te veel glucose is, staat de vetcel altijd klaar om het op te nemen.
- Bij een hoog insulineniveau is er nauwelijks verbrandingscapaciteit. Insuline remt ook de vetafbraak. Vet gaat dan makkelijk de cel in, maar moeizaam eruit.
- Insuline geeft veel ontstekingsbevorderende stoffen af.
- Insuline geeft veel hormonale disbalans.
- Vetcellen produceren wel twintig hormonale stoffen die allerlei processen kunnen verstoren.

Wat te doen bij insulineresistentie?

Mensen met insulineresistentie doen er goed aan om overdag, maar zeker 's avonds, en dan vooral 's winters, geen snelle koolhydraten meer te eten. Hoe hoger je insulineniveau is gedurende de nacht, hoe minder je vetverbranding. Dus geen rijst, aardappelen en pasta bij het avondeten. Ga vóór je ontbijt bewegen of doe 1 à 2 keer per week aan 'dinner skipping' (na 15.00 uur eet je niets meer), om je vetverbranding te stimuleren. En let zeer goed op het soort vet dat je eet (tijdelijk weinig omega 6-vetzuren en verzadigd vet, maar wel omega 3- en omega 9-vetzuren).

Koolhydraatverslaving

Een aantal kenmerkende symptomen (meer op mijn website):

- Je krijgt emotionele klachten als je minder koolhydraten eet.
- Je snoept meer als je gespannen of verdrietig bent.
- Je bent regelmatig op zoek naar koolhydraatrijke voeding (pasta, brood, koekjes, zoetigheid, frisdrank). Je vervangt ze door veel fruit, honing etc.
- Als je niet op tijd eet, heb je last van concentratieverlies, trillen, zweten, prikkelbaarheid, huilerigheid, slaperigheid of hoofdpijn.
- De 'beruchte' momenten op een dag zijn 11.00 uur, tussen 16.00 en 17.00 uur en circa een uur na het avondeten.

Wat te doen bij een koolhydraatverslaving?

Als je dit sterk herkent, stap dan geleidelijk over op een laag-glycemisch dieet en schrap alle snelle koolhydraten.

Verlaagde verbranding

Een aantal kenmerkende symptomen (meer op mijn website):

- Je eet minder dan de mensen in je directe omgeving en toch heb je overgewicht.
- Je valt nauwelijks af, ook niet wanneer je een (streng) dieet volgt en komt vervolgens snel weer aan als je het dieet niet meer volgt.
- Je hebt al veel diëten gevolgd, maar nooit met blijvend resultaat.
- Om je gewicht zo veel mogelijk in de hand te houden, eet je weinig vet en regelmatig light en magere of halfvolle producten.
- Voor vrouwen: na of tijdens de menopauze is je gewicht echt een rol gaan spelen.

Wat te doen bij een verlaagde verbranding

Alle stofwisselingsreacties in ons lichaam zorgen voor energie en warmte. Het ene voedingsmiddel geeft een grotere warmteproductie (thermogenese) dan het andere. Hoe groter dit thermogene effect, des te meer calorieën omgezet worden in warmte en niet kunnen worden opgeslagen als vet. Koolhydraten (brood, pasta, aardappelen, rijst, zoete dingen) en verzadigd vet hebben een zeer laag thermogeen effect.

Een aantal verbeteraars van het thermogene effect zijn:

- Gember, kurkuma, peper, chilipeper, cayennepeper, paprika, ui, knoflook, mierikswortel, groene thee en rode wijn (drink wijn dan wel bij de maaltijd).
- Gezonde vetten: met mate omega 6 en ruimschoots omega 3- en 9-vetzuren.
- De stof CLA uit vlees en zuivel, van grasetende en loslopende dieren of oude koeienrassen.
- Jodium plus vitamine A, D en omega 3-vetzuren in zeevoedsel (zeevis of zeewier).
- Kokosolie.
- Eiwitten verhogen het thermogene effect ook. Vandaar dat eiwitdiëten populair zijn. Maar een eiwitdieet is natuurlijk geen alternatief voor je gezondheid op de lange termijn.
- Kou ten slotte verhoogt het thermogene effect ook. Bij meer koudeprikkels moet je lichaam meer energie aanwenden om je warm te houden. Je koud afdouchen of de kou trotseren, is een stap op weg naar een gezond gewicht.

Trage schildklier

Een aantal kenmerkende symptomen (meer op mijn website):

- 'Groeien van de lucht' of niet kunnen afvallen met een dieet.
- Een constant koude gevoel (ook de neus is vaak koud).
- Kropgevoel, gevoel iets te moeten wegslikken.
- Verandering van stemgeluid (vaak wordt de stem wat hees).
- Vocht vasthouden of trage darmperistaltiek zonder aanwijsbare redenen.

Wat te doen bij een trage schildklier

- Check je ochtendtemperatuur. Op mijn website vind je de Barnes-temperatuurtest bij het weetje Overgewicht.
- Eet de minimaal benodigde hoeveelheid calorieën. Bij te weinig voedselinname wordt de schildklier niet geactiveerd, omdat ons brein denkt dat er te weinig voedsel is en het daarom wordt opgeslagen als reserve-vet.
- Bereken eventueel de benodigde calorieën die je nodig hebt voor je basaal metabolisme. Hoe je dat doet, lees je op mijn website bij het weetje Overgewicht > verlaagde verbranding.
- Ga nooit weer op een streng dieet.

- Zorg voor voedingsmiddelen die de thermogenese activeren (zie de adviezen over wat je kunt doen bij een verlaagde verbranding).
- Zorg voor meer spiermassa om verbranding weer mogelijk te maken.

Hoe een gebrek aan gezond vet kan leiden tot overgewicht

Een aantal redenen:

- Vet geeft een verzadigingsgevoel. Minder vet betekent dus automatisch meer calorie- oftewel koolhydraatinname.
- Gezond vet is de belangrijkste brandstof om energie aan te maken voor onze cellen. Bij te weinig energie gaan we hunkeren naar gemaksvoedsel om snel energie te verkrijgen.
- Gezond vet is nodig voor onze celwanden, de toegangspoort van iedere cel. Als de toegangspoort niet gezond is, heeft dit veel consequenties voor onze totale gezondheid.
- Vetten met meer calorieën hebben een veel groter thermogeen effect dan koolhydraten met minder calorieën.
- Onze hersenen bestaan voor het grootste deel uit vet en reguleren ons honger- en verzadigingsgevoel via hormonen. Een tekort aan vet is een van de oorzaken van ontregeling van dit systeem.
- Het leidt ook tot een tekort aan vetoplosbare vitamines. Vitamine D-tekorten bijvoorbeeld worden in verband gebracht met overgewicht.

De belangrijkste tips tegen overgewicht

TIP Er zijn veel oorzaken voor overgewicht en die zijn niet allemaal op te lossen met simpelweg minder eten en meer bewegen. Heb je last van overgewicht? Probeer dan eerst **de oorzaak** van het overgewicht te achterhalen en stem je voeding en beweging daarop af.

TIP Zorg voor een evenwichtige samenstelling van je voeding, dus altijd een combinatie van langzame koolhydraten, gezonde vetten en voldoende eiwit. Zoek eventueel uit of je bepaalde tekorten aan vitamines, mineralen of sporenelementen hebt die overgewicht in de hand werken.

TIP Sla nooit een maaltijd over. Zeker geen ontbijt, omdat dit uiteindelijk voor veel meer inname van voedsel zorgt.

TIP Drink voldoende water. Een vochttekort uit zich vaak als trek in voedsel.

TIP Begin 's avonds met je vlees of vis en eet de koolhydraten pas op het laatst. In de winter te veel koolhydraten is slechter voor je gewicht dan in de zomer, zeker bij het diner. Let dus extra op je winterkost.

TIP Breng je bioritme niet in de war. Zorg voor regelmaat in eet- en leefpatroon en ook zeker voor een gezonde slaap.

TIP Zorg voor gezonde darmen. Het wordt steeds duidelijker dat een evenwichtige darmflora een zeer belangrijke factor is voor een gezond gewicht.

TIP Vermijd kant-en-klaar voedsel dat snelle koolhydraten en vet bevat.

Tot slot

Denk niet in calorieën, maar in bouw- en brandstoffen voor je lichaam: vitamines, mineralen, sporenelementen, gezonde vetten, eiwitten en langzame koolhydraten. Een mens die alleen in calorieën denkt, kan chronisch ondervoed zijn.

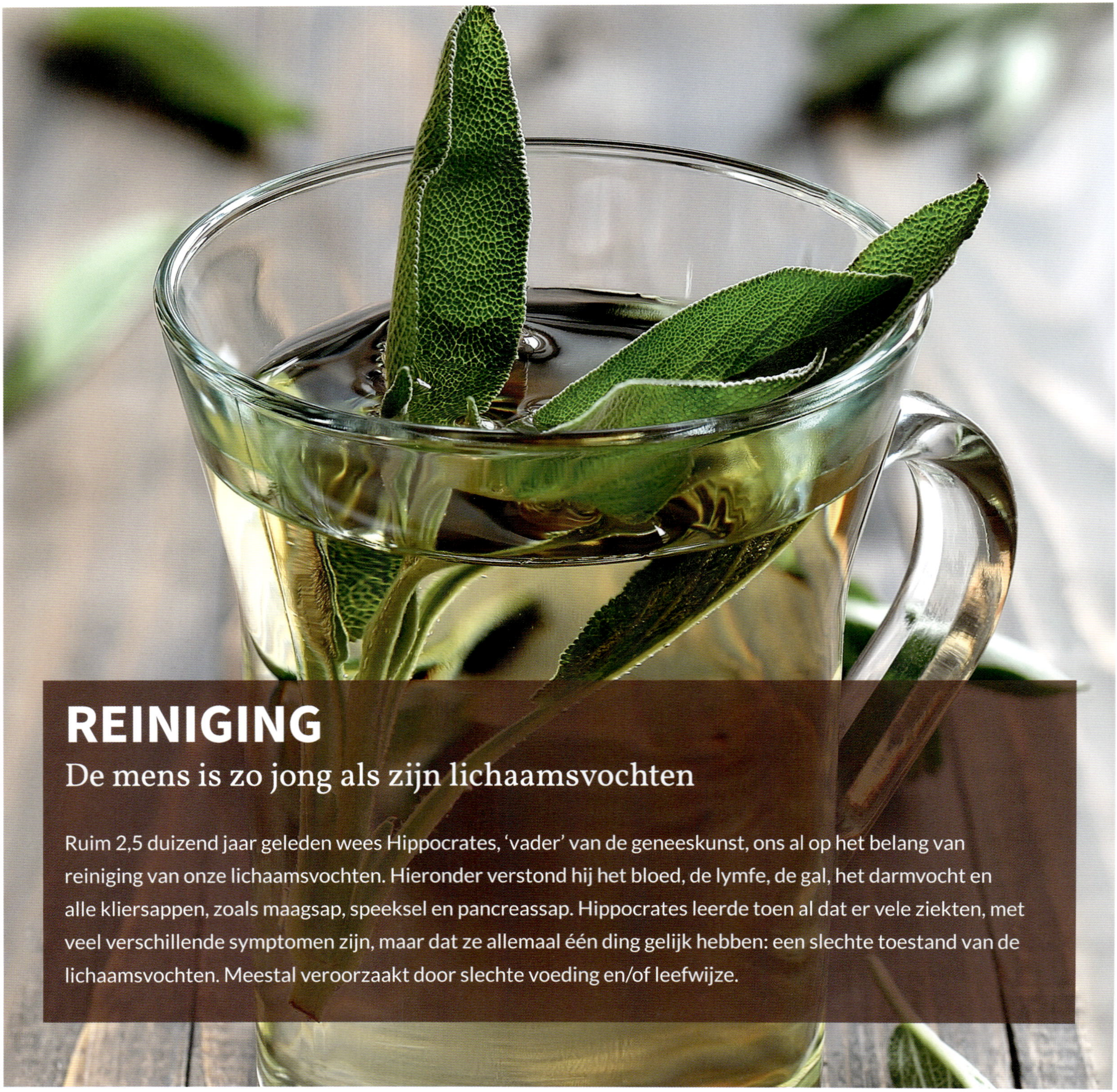

REINIGING

De mens is zo jong als zijn lichaamsvochten

Ruim 2,5 duizend jaar geleden wees Hippocrates, 'vader' van de geneeskunst, ons al op het belang van reiniging van onze lichaamsvochten. Hieronder verstond hij het bloed, de lymfe, de gal, het darmvocht en alle kliersappen, zoals maagsap, speeksel en pancreassap. Hippocrates leerde toen al dat er vele ziekten, met veel verschillende symptomen zijn, maar dat ze allemaal één ding gelijk hebben: een slechte toestand van de lichaamsvochten. Meestal veroorzaakt door slechte voeding en/of leefwijze.

De feiten op een rijtje

In totaal circuleert er circa 9 liter vocht in ons lichaam. Via de lichaamsvochten worden onze organen gevoed. De kwaliteit van onze lichaamsvochten bepaalt dus of onze organen superieure of inferieure voedingsstoffen aangeboden krijgen. Zijn de lichaamsvochten ziek, dan worden onze organen ziek. Ziekten ontstaan ook zelden plotseling (aldus Hippocrates). De hoofdoorzaak van ziekten is volgens de oude geneesheren het gevolg van jarenlange vervuiling.

Maar onze organen zijn ook van dezelfde lichaamsvochten afhankelijk om de giftige afvalstoffen (die door de stofwisseling in onze cellen ontstaan) uit hun cellen af te voeren. Zonder deze afvoer zouden onze cellen 'stikken' in hun eigen verbrandingsresten.

Organen en lichaamsvochten zijn dus nauw op elkaar aangewezen: gezonde organen zorgen voor gezonde lichaamsvochten en andersom.

Toename van toxische stoffen

Tegenwoordig weten we dat vergiften en andere schadelijke stoffen zich vooral via de bloedsomloop en lymfecirculatie naar de organen verspreiden. Houdt deze toestand langere tijd aan, dan kunnen er ziekten ontstaan. De belasting van toxische stoffen is de laatste decennia enorm toegenomen. Dagelijks staan wij bloot aan allerlei toxische stoffen vanuit de buitenwereld, zoals milieuverontreiniging, smog, schoonmaakmiddelen, pesticiden, zware metalen, plastic resten en tabaksrook. Bovendien zorgen onze voeding en leefwijze voor een nog grotere belasting van ons lichaam en uitscheidingsorganen. Denk maar eens aan E-nummers, additieven, kleurstoffen, alcohol, suikers, geraffineerde en gedenatureerde voeding, koffie, medicijnen, overmatig, te snel en/of onregelmatig eten en stress.

Naast alle toxische stoffen van buitenaf produceren onze cellen zelf ook nog eens heel wat toxische stoffen. Die ontstaan bij de verbranding van voeding in onze cellen en dat is een heel normaal proces. Zolang ons lichaam over voldoende eiwitten, gezonde vetten, vitamines, mineralen en sporenelementen beschikt, zou onze lever in staat moeten zijn om deze stoffen te elimineren. Maar onze lever heeft natuurlijk heel wat meer taken en kan het zich, omwille van onze gezondheid, niet permitteren om constant bezig te zijn met het neutraliseren van toxische stoffen.

Ontgiftingsorganen

Gelukkig heeft ons lichaam een uitgebreid arsenaal aan ontgiftingsorganen. Naast de lever zijn de belangrijkste ontgiftingsorganen de darmen, de nieren, de longen, de huid en het lymfesysteem. Als een van deze organen z'n ontgiftende taken niet meer aankan, proberen de andere wat extra werk te verzetten. En als alle organen overbelast raken, heeft het lichaam nog een aantal noodmaatregelen om overtollige afvalstoffen kwijt te raken (menstruatie, zaadlozing, vaginale afscheiding, niezen, slijm, ontstekingen, diarree etc.). Als ook dit niet meer afdoende is, wordt het afval opgeslagen in bijvoorbeeld onderhuids bindweefsel of vetweefsel. Deze afzetting van afvalstoffen in de weefsels wordt aangeduid met de term 'slakken'.

Spijsvertering

Ons spijsverteringsstelsel heeft als taak om alle lichaamsvreemde stoffen (voedsel) om te zetten in lichaamseigen stoffen en de onverteerbare stoffen weer uit te scheiden. Alleen als alle spijsverteringsorganen hun werk goed doen, wordt voedsel op een juiste wijze omgezet. Alle voeding die niet op een juiste wijze wordt omgezet, vormt (in meer of mindere mate) een toxische stof. Denk bijvoorbeeld aan gisting en rotting in de darmen. De schadelijke stoffen die hier het gevolg van zijn, komen via de darmen in de bloed- en/of lymfecirculatie.

De darm wordt vaak de boomwortel van ons lichaam genoemd. De boom is zo gezond als de voeding die de wortel kan opnemen. Is deze voeding gezond, dan zie je dat tot in de kruin van de boom terug. Kan de boom geen gezond voedsel opnemen, dan zie je dit ook weerspiegeld in de hele boom. Vandaar dat Hippocrates ook beweerde: *"Ziekte zetelt in de darm"*. Is de darm ziek, dan wordt het hele lichaam hierdoor beïnvloed.

Help het lichaam een handje

Door middel van een vasten- of reinigingskuur geven wij ons lichaam de kans om overtollige (opgeslagen) afvalstoffen te verwijderen. In principe is een reinigingskuur voor de meeste mensen aan te bevelen, maar een reinigingskuur is met name heilzaam voor:

- mensen die preventief aan hun gezondheid willen werken (vergelijk het met een onderhoudsbeurt van de auto: voorkomen is beter dan genezen);
- mensen die willen afvallen of juist aankomen (door de darmen te reinigen, kunnen gezonde bacteriën beter overleven en voedingsstoffen beter worden opgenomen);
- mensen met vage klachten (zoals futloos, moe, niet lekker in je vel), waar geen medisch aanwijsbare reden voor gevonden kan worden;
- mensen met chronische klachten (bijvoorbeeld reuma, jicht, huidziekten en PMS).

Overigens kunnen mensen met chronische ziektes en/of veel medicijngebruik het beste vasten of reinigen onder begeleiding van een natuurarts of therapeut, of in een kuuroord.

Voorjaar een mooi moment om te reinigen

Een reinigingskuur kun je net zo streng of mild doen als je zelf wilt en aankunt. Het voorjaar is van oudsher een mooie tijd om te reinigen: in de winter hebben we meestal minder bewogen, zijn we minder buiten geweest en hebben we vaak zwaardere kost gegeten. Bovendien is het voorjaar rijk aan planten die de ontgifting een handje kunnen helpen. Denk bijvoorbeeld aan daslook, weegbree, paardenbloem, duizendblad, brandnetel en zevenblad. Alle groene planten (en algen) bevatten chlorofyl. Deze stof zorgt ervoor dat heel veel afvalstoffen gebonden kunnen worden, zodat ze ons lichaam niet belasten. En laat deze planten er nu in het voorjaar juist volop zijn.

Zie ook het uitgebreide artikel 'Voedingsadviezen bij een reinigingskuur' op www.rinekedijkinga.nl.

> *"Iedere vorm van ontoereikende zelfreiniging leidt tot vergiftiging van onze lichaamsvochten en weefsels en daarmee tot ziekte. Het prestatievermogen en de gezondheidstoestand van onze organen is afhankelijk van de toestand en circulatie van deze lichaamsvochten".*
>
> Erich Rauch in 'Bloed- en lichaamsvochtreiniging'

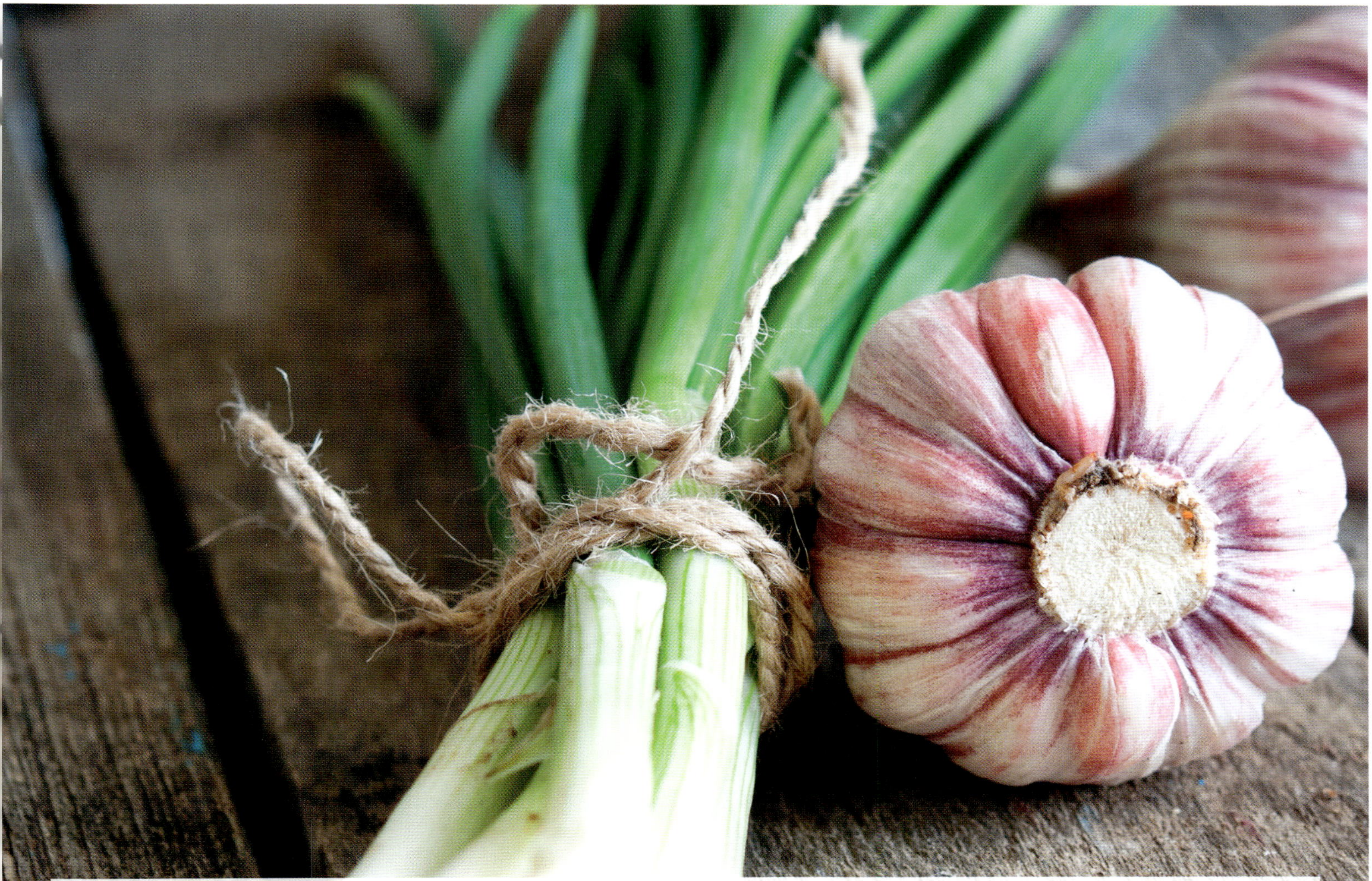

SUPERFOODS

Hype of heilzaam?

Je komt superfoods bijna op elke hoek van de straat tegen. Ze worden door allerlei winkels als zeer heilzaam aangeprezen. Je moet wel bijna gek zijn als je geen superfoods toevoegt aan je dagelijkse eetpatroon. Het Voedingscentrum daarentegen laat weten dat het geldklopperij is en dat je ze totaal niet nodig hebt. Zijn superfoods een hype of heilzaam?

Wat is superfood eigenlijk?

Superfood is een uit Amerika overgewaaide term die geldt voor voedingsmiddelen met speciale eigenschappen. Zo behoren ze minimaal tien unieke eigenschappen te hebben en moeten ze een hoog gehalte aan vitamines, mineralen, sporenelementen, aminozuren en beschermende stoffen bevatten. Officieel zijn superfoods een specifieke verzameling eetbare, voedzame planten die noch onder de noemer voeding noch onder de noemer medicijn zijn in te delen. Het zijn in ieder geval onbewerkte voedingsmiddelen.

In mijn optiek zijn er veel meer superfoods dan de doosjes en zakjes die je nu in elke winkel kunt kopen. Superfood is ook je dagelijkse voeding laten bestaan uit volop gezonde, volwaardige bouwstoffen. Door met voeding je lichaam te voorzien van zo veel mogelijk volwaardige, onbewerkte, gezonde voeding: langzame koolhydraten, goede eiwitten, gezonde vetten, enzymen, vitamines, mineralen, sporenelementen en beschermende stoffen. Het voordeel van je gezondheid beïnvloeden met voeding is ook dat men het niet als een medicijn ziet (in tegenstelling tot poeders en pillen) en dat je zeer snel verbeteringen bemerkt. En dat is natuurlijk een prachtige beloning voor anders eten.

Er zijn veel meer superfoods

Als het aan mij ligt, breiden we de lijst met 'voeding als superfood' sterk uit. Wat denk je bijvoorbeeld van het superfood **knoflook** om aan je dagelijkse eten toe te voegen? Niet voor niets waren uien en knoflook bij de piramidebouwers in Egypte verplichte kost: met zoveel mensen bij elkaar was het zaak om ziektekiemen zo veel mogelijk buiten de deur te houden.

Ook een kiem als de **broccolikiem (broccosprout)** is een superfood, want het heeft dagen nadat je het hebt gegeten nog een beschermend effect.

Kruiden als **rozemarijn, basilicum en peterselie** bevatten een scala een beschermende stoffen en natuurlijke ontstekingsremmers. Een steeds groter wordende groep mensen is resistent voor antibiotica. Dus wellicht is het een goede zaak om je interne milieu op orde te houden door dagelijks kruiden, knoflook en ui te gebruiken.

Traditionele kruiden als **paardenbloem, berkenblad, brandnetel en driekleurig viooltje** kunnen heel eenvoudig aan je dagelijkse voeding worden toegevoegd en zijn een fantastische steun in de rug bij de afvoer van afvalstoffen.

Ook worden er steeds meer specerijen herontdekt met zoveel gezonde eigenschappen dat ze het predicaat 'superfood' verdienen. Bijvoorbeeld **kurkuma, gember, kaneel, kardemom en koriander.**

Superfoods veel te duur?

Zoals dat gaat met trendy producten, zijn ook de superfoods in de winkel behoorlijk duur. Toch zijn er volgens mij veel waardevolle en gezonde superfoods die hun prijs dubbel en dwars waard zijn. Misschien moeten we de zin of onzin van superfoods bezien in het licht van de volgende factoren die de afgelopen vijftig jaar sterk veranderd zijn:

- Slechts (gemiddeld) 3% van onze voeding is nog onbewerkt. Onbewerkte voeding heeft veel voordelen ten opzichte van bewerkte voeding. Denk alleen al aan de enzymen, vitamines en vetten die intact blijven.

- Sinds de Tweede Wereldoorlog zijn er grote veranderingen op het gebied van voeding geweest:
  - Voeding is niet meer onbespoten (tenzij biologisch). Dit betekent dat ons lichaam meer vreemde stoffen moet ontgiften. Bovendien bevat onbespoten voedsel veel meer beschermende stoffen dan bespoten voedsel.

- We hebben inmiddels veel xeno-oestrogenen die moeilijk door onze lever worden afgebroken en kunnen leiden tot een oestrogeenoverschot. Overtollige oestrogenen stapelen vervolgens in vetweefsels, voortplantingsorganen, hersenen en lever, waardoor deze hun functie niet meer naar behoren kunnen uitoefenen. Zie weetje Hormoonverstorende stoffen.
- Vetten zijn veranderd (voor een groot deel veranderd in transvetten). Transvetten zijn helaas niet in staat om de werking van gezonde vetten, die we voor alle lichaamsprocessen nodig hebben, over te nemen.
- Vlees en zuivel komt nu grotendeels van dieren die op stal staan in plaats van in de wei. Het gevolg is dat hun vetzurenpatroon sterk veranderd is (ten koste van het ontstekingsremmende omega 3-vetzuur bevat het nu voor een groot deel omega 6). In Nederland eten we gemiddeld twintig keer te veel omega 6 ten opzichte van omega 3. Dit wordt zelfs mede veroorzaakt door het eten van kweekvis. Veel mensen eten vis om extra omega 3-vetzuren binnen te krijgen, maar weten niet dat kweekvis inmiddels ook een behoorlijke bron van omega 6 is. Bij een dergelijke disbalans worden deze vetzuren niet meer goed omgezet in de stoffen GLA, EPA en DHA, en zogenaamde prostaglandines. Deze stoffen reguleren een scala aan processen in ons lichaam: van hormonen en bloeddruk tot ontstekingsremming.
- Bij dieren die op stal staan bevatten hun dierlijke producten ook minder eiwit dan vroeger. Net als een mens die niet beweegt, verliezen dieren dan een deel van hun spiermassa (eiwitten) en krijgen ze meer vetmassa. Eiwitten zijn belangrijke bouw- en reparatiestoffen voor allerlei vitale functies in ons lichaam.

• Het hoge kunstmestgebruik en de zure regen hebben ertoe bijgedragen dat er veel minder vitamines, mineralen en sporenelementen in onze voeding zitten dan jaren geleden.

• Steeds meer mensen zijn op onregelmatige tijden gaan werken. Dat heeft een grote invloed op hormonale processen, de ontgifting van onze lever en ons bioritme. Als onze lever 's nachts te weinig beschermende stoffen aanmaakt door bioritmeverstoringen heeft dat verstrekkende gevolgen voor onze gezondheid.

• We zijn veel meer geraffineerde producten gaan consumeren (denk aan bloem, zout en witte suiker). In geraffineerde producten ontbreekt het grootste deel van hun vitamines, mineralen en sporenelementen. Dit zijn allemaal stoffen die voor elk proces in ons lichaam en voor onze gezondheid essentieel zijn.

• We zijn steeds minder groente en fruit gaan eten. Slechts een paar procent van de Nederlanders haalt de aanbevolen norm van het Voedingscentrum. En zelfs deze mensen hebben zeer regelmatig tekorten aan allerlei vitale stoffen als vitamine A, D, C, zink, jodium, foliumzuur en selenium.

• De geneeskracht van kruiden en specerijen gebruiken wij stukken minder dan andere culturen. Door het gebruik van smaakversterkers in veel van ons voedsel hoeven we nauwelijks kruiden en specerijen toe te voegen.

• Medicijnen worden steeds vaker ingezet. We worden wel ouder, maar niet echt gezonder. Bedenk alleen al hoeveel mensen maagzuurremmers, plaspillen, bloeddrukremmers of anticonceptie gebruiken. Ik beweer uiteraard niet dat mensen hun medicijnen moeten laten staan, maar ze zouden wel extra op hun voeding moeten letten. Nagenoeg elk medicijn verhoogt de behoefte aan vitamines, mineralen en sporenelementen aanzienlijk. Al is het alleen maar omdat je lever veel meer moet ontgiften en hier volop vitamines, mineralen, sporenelementen en aminozuren voor nodig heeft.

- Dat we steeds ouder worden is prachtig. Maar de huidige tendens is dat we op jongere leeftijd (nu gemiddeld 44 jaar) onze eerste chronische ziekte krijgen. Dat betekent dat we een groter deel van ons leven doorbrengen met klachten of ziekte. Misschien zouden we ziekte meer als 'topsport' voor ons lichaam moeten zien: er zijn dan zo veel processen die veel extra energie vergen.

- Graan bevatte vroeger maar zo'n tien procent van de gluten van nu (en bovendien veel minder schadelijke gluten). Dit heeft voor veel mensen veel impact op hun darmslijmvliezen en daarmee op de opname van voedingsstoffen.

Superfood als steuntje in de rug

Ik denk dat door alle grote veranderingen in voeding, milieu en leefwijze ons lichaam in veel gevallen echt wel een steuntje in de rug kan gebruiken. Of je dat nu doet in de vorm van kant-en-klare superfoods of door aan elke maaltijd superfoods als verse groenten, fruit, noten, gezonde vetten, knoflook, ui, gezonde eiwitten, kruiden en specerijen toe te voegen. Ga voor je gezondheid, door dagelijks voedzame, gezonde en bovendien lekkere voedingsstoffen te eten.

De waarschuwingen van het Voedingscentrum

Ik vind het terecht dat het Voedingscentrum ervoor waarschuwt dat we niet moeten doorslaan in het gebruik van superfoods. Superfoods zijn nu echt een hype en dat zorgt soms voor buitensporig hoge prijzen. De scepsis over superfoods (en ook supplementen) wordt natuurlijk voor een groot deel ingegeven door het feit dat Nederland een welvarend land is, waar eten in overvloed aanwezig is. Maar eten is niet synoniem aan voeding. Een groot deel van de ziekten die ons teisteren, zijn gebreksziekten, hoe vreemd dat ook klinkt. Het komt doordat ons voedsel te weinig wezenlijke voedingsstoffen bevat. Dit kan het Voedingscentrum toch niet ontgaan zijn?

Ik vind het dan ook jammer dat het Voedingscentrum zo krampachtig vasthoudt aan hun schijf van vijf en daarmee het gebruik van superfoods ontmoedigt.

"Ontdek alles en behoud het goede" is mijn lijfspreuk. Oude wijsheden (ook van andere en Oosterse culturen waar een deel van de superfoods hun oorsprong hebben) zijn nog steeds van onschatbare waarde. Daar hebben we duizenden jaren profijt voor onze gezondheid van gehad. Het lijkt alsof er tegenwoordig gedacht wordt: alles wat oud is moeten we achter ons laten en alle moderne dingen moeten we omarmen. Daarom is 'ontdek alles en behoud het goede' voor mij een waardevolle manier van denken. Dat betekent absoluut niet dat ik vind dat we alles maar moeten geloven wat er over een product gezegd wordt. Anderzijds hoeven we ook echt niet alles te geloven wat er gezegd wordt over 'wetenschappelijk' onderzoek.

We maken ons zoveel zorgen over de stijgende zorgkosten, maar zijn alleen maar bezig met bezuinigen op ziekte. We hebben in Nederland ruim 5,3 miljoen chronische zieken. Een ongezonde leefstijl wordt als de 'ergste vijand' van onze gezondheid gezien. Laten we blij zijn dat er mensen zijn die willen investeren in hun gezondheid. Wie weet wordt deze oude spreuk ooit nog de grondslag van onze geneeskunde:

> *"De dokter van de toekomst zal geen medicijnen meer geven, maar zal zijn patiënten interesseren voor de zorg voor het menselijk lichaam, voor voeding en voor de oorzaak en de preventie van ziekte."*

Thomas Edison, 1847

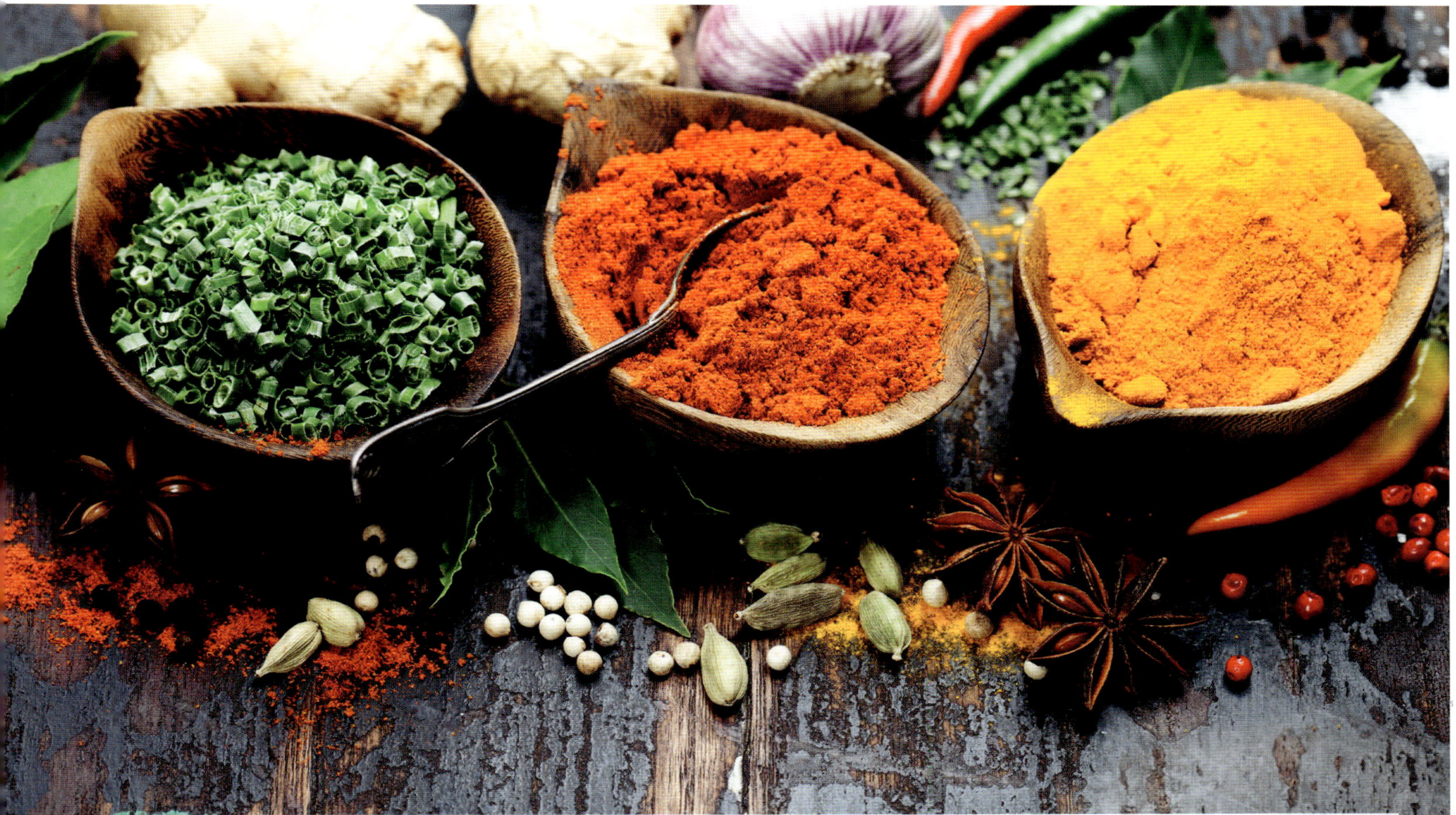

VRIJE RADICALEN VERSUS BESCHERMENDE STOFFEN

Iedereen wil gezond oud worden

Vrije radicalen spelen een rol bij het ontstaan van allerlei ziekten, zoals hart- en vaataandoeningen, atherosclerose, diabetes en dementie. Maar vrije radicalen en de vorming van zuurstofradicalen zijn normale processen in het lichaam. Ze worden onder normale omstandigheden door antioxidanten verwijderd of gedeactiveerd, zodat ze geen schade meer kunnen aanrichten. Daarom moet er altijd een goede balans zijn tussen de hoeveelheid vrije radicalen en antioxidanten.

Waardoor de balans verstoord raakt

Als er te veel vrije radicalen ten opzichte van antioxidanten zijn, vallen de vrije radicalen onze cellen en celwanden aan. Die raken hierdoor beschadigd en kunnen hun taken niet meer uitvoeren. Dit noemen we ook wel oxidatieve stress.

Er zijn een aantal redenen aan te wijzen voor het doorslaan van de balans naar vrije radicalen, zoals:

- Stress en onze huidige bewerkte voeding zijn de grootste veroorzakers van vrije radicalen.
- Verstoringen in onze stofwisseling die door ons lichaam ook als stress ervaren worden. Denk bijvoorbeeld aan te hoge lactaat- (melkzuur), urinezuur-, cortisol- , insuline- of AGEs-waarden.
- Roken en passief meeroken zijn wellicht de sterkste veroorzakers van oxidatie van zuurstofradicalen.
- Chemische stoffen in onze voeding en milieu.
- Overmatig zonnen.
- Overmaat aan straling, van welke aard dan ook.
- Overmatig alcoholgebruik kan de vorming van vrije radicalen sterk bevorderen en remt de aanmaak van antioxidanten door de lever.
- Ontstekingen. Veel van de hedendaagse ziektes zijn ontstekingsziekten. Ontstekingen zorgen voor een overmaat aan vrije radicalen en dat kan op zijn beurt ook weer ontstekingen veroorzaken. Vooral virussen verhogen het vrijeradicalengehalte.
- Veroudering. Bij veroudering hoort onlosmakelijk dat ons lichaam minder gaat functioneren en daardoor meer vrije radicalen vormt, terwijl de antioxidantcapaciteit daalt.

Tips om je tegen vrije radicalen te beschermen

De balans tussen vrije radicalen en antioxidanten is een belangrijke pijler in preventie en anti-aging. De volgende tips helpen je om je tegen vrije radicalen te beschermen:

TIP Beweeg dagelijks, bij voorkeur buiten. Let op: zeer intensieve beweging en topsport zorgen juist voor een verhoging van de vrije-radicalenbelasting. De inname van extra antioxidanten is dan zeer belangrijk.

TIP Als je niet kunt stoppen met roken, neem dan ten minste een hoge dosering vitamine C en een goede multivitamine om de schade enigszins te beperken.

TIP Probeer het aantal eetmomenten op een dag te beperken, tenzij je bloedsuikerspiegel dusdanig ontregeld is dat dit nog niet lukt. Het is dan raadzaam om de bloedsuikerspiegel zo snel mogelijk te stabiliseren. Ook ondergewicht of zwakte kan een reden zijn dat er juist wel meerdere eetmomenten moeten zijn. Bij de verwerking van voedsel in onze cellen (tot energie) ontstaan vrije radicalen. Dit is een heel normaal proces. Hoe vaker er een eetmoment is op een dag, hoe vaker of meer er ook vrije radicalen ontstaan. Extra groente en groentesmoothies kunnen de vrije radicalen te lijf gaan en hoeven zich niet te beperken tot drie eetmomenten.

TIP Koop enkelvoudige voedingsmiddelen waar je zelf je maaltijden, tussendoortjes en borrelhapjes mee maakt.

TIP Schakel zo veel mogelijk over op onbespoten voedsel. Toxinen veroorzaken vrije radicalen en maken ons oud. Blootstelling aan afvalstoffen die ons eigen lichaam niet goed afvoert (endogene toxines) of vreemde stoffen (xenobiotica en exogene toxines genoemd) via het milieu, zijn belangrijke factoren van veroudering. Toxische stoffen stapelen aan de top van de voedselketen: in het vet van roofvissen als tonijn, roofdieren en langlevende dieren (en dus ook de mens). Te veel endogene en exogene afvalstoffen kan ons lichaam gewoonweg niet aan, zeker niet als er ook nog te weinig antioxidanten aanwezig zijn. Het blijkt meer en meer dat een groot aantal veel voorkomende ziekten verband houdt met deze gifstoffen: de meeste soorten kanker, hormonale aandoeningen, energiegebrek, chronische vermoeidheid, seksuele problemen, immuniteitsstoornissen, degeneratieve oogklachten, hart- en vaatziekten, Parkinson, ADHD, psychische stoornissen. Maar ook veel onschuldiger ogende klachten als cellulitis en rimpelvorming van de huid vinden hier meestal hun oorsprong. Was groente en fruit altijd grondig, desnoods met een beetje azijn of citroensap. Schil niet-biologisch of bespoten voedsel zo veel mogelijk met een dunschiller.

TIP Kies voor voedingsmiddelen uit glas. De binnenkant van verpakkingen van karton of blik bevat bisphenol-A.

TIP Warm nooit eten op in plastic of aluminium (ook niet in de magnetron) en doe nooit hete vloeistoffen in plastic bakjes of aluminiumfolie (eerst laten afkoelen).

TIP Eet geen voeding die een hoge toxische last in het vet kan hebben opgeslagen als tonijn, makreel, paling, vette kweekvis als zalm en forel, en vlees met veel vet uit de bio-industrie. Hoewel de fabrikant van zuivere visoliecapsules vast kan aantonen dat zijn visoliecapsules zuiver zijn, kies wellicht toch liever voor plantaardige omega 3. Visolie zuiveren moet met zeer veel bewerkingen gepaard gaan, omdat de zeeën zo vervuild zijn. Elke extra bewerking gaat ten koste van de kwaliteit van de capsules..

TIP Ga met eventueel overgewicht aan de slag. Een vermindering van de calorie-inname lijkt een van de belangrijkste maatregelen om gezond oud te worden. Volg echter nooit een crash-dieet. Dat kan bij een overmaat aan opgeslagen afvalstoffen voor een averechts effect zorgen. Kies liever voor eerlijke, onbewerkte en zuivere voedingsmiddelen en raak zo heel langzaam de overtollige pondjes kwijt.

TIP Gebruik natuurlijke schoonmaakmiddelen in huis (en zeker geen droogschuim spuitbussen).

TIP Gebruik zo veel mogelijk biologische huidverzorgingsmiddelen.

TIP Wisseldouches en sauna's zijn ook een manier om toxines, ontstaan door vrije radicalen, af te voeren.

TIP Laat eventueel je huis controleren op elektro-smog, zeker in je slaapkamer.

TIP Hoe hoger de belasting aan vrije radicalen vanuit ons milieu, voeding en leefstijl, des te belangrijker een gezonde slaap. Een diepe, ononderbroken slaap zorgt ervoor dat onze lever voldoende antioxidanten en melatonine kan aanmaken. Voldoende melatonine is belangrijk om vrije radicalen onschadelijk te maken en onze cellen te beschermen tegen de schade die vrije radicalen kunnen aanrichten. Te laat gaan slapen, geen diepteslaap, te vaak wakker of minder dan 5 à 6 uur slaap zorgen ervoor dat onze lever te weinig antioxidanten kan aanmaken en dat we te weinig melatonine aanmaken. Vrije radicalen verhinderen in ieder geval al de aanmaak van melatonine. Bij onvoldoende melatonine wordt ons cel-DNA bovendien minder goed beschermd tegen de aanval van vrije radicalen.

Voedingstoffen voor meer antioxidanten

Zeker vrouwen die de pil gebruiken, zieken en mensen die veel medicijnen gebruiken of stress ervaren, doen er goed aan om het volgende in acht te nemen:

- Drink voldoende: voldoende water, kruidenthee, groentesappen, groentesmoothies of een paar kopjes groene thee. Frisdranken, sapjes, koffie en alcohol tellen niet mee.

- Verhoog je dagelijkse inname van groente en fruit drastisch naar 200 tot 300 gram fruit en zeker 500 gram groente. Verdeel de inname over minimaal vijf porties per dag. 's Avonds ineens 500 gram groente op je bord heeft veel minder effect op je gezondheid. Eet een groot deel van je groente en fruit rauw.

- Zorg voor veel kleurvariatie in groente en fruit. Elke kleur heeft zijn eigen beschermende eigenschappen.

- Voeg dagelijks aan meerdere maaltijden kruiden en specerijen toe. Ook deze hebben een uitgesproken anti-oxidatief en beschermend effect, zelfs hoger dan die van groente en fruit.

- Ook kiemen (zeker broccolikiemen) hebben een uitgesproken effect op de antioxidantstatus van ons lichaam. Dagelijks kiemen eten is een zeer effectieve manier om aan je antioxidantcapaciteit te werken.

- Gebruik eventueel zuivere voedingssupplementen om de hoeveelheid antioxidanten snel aan te vullen. Bijvoorbeeld 'groene poeders' als gerstegras. Maar ook zeker extra vitamine C- en vitamine E-rijke voedingsmiddelen, zoals biologische rode palmolie, tarwekiemen, tarwekiemolie, noten en zaden. Als virussen de oorzaak zijn, is een hoge dosering vitamine E en C zeker aan te bevelen. Dit verlaagt niet alleen de mate van oxidatieve stress, het geeft ook een verlaging van de virale belasting.

- Zorg voor ruim voldoende omega 3-vetzuren in de voeding. Dit is een belangrijke voorwaarde voor het in werking laten treden van onze lichaamseigen antioxidantsystemen.

- Zorg voor ruim voldoende aminozuren/eiwitten in je voeding. Zie weetje Eiwitten en aminozuren.

- Mineralen en sporenelementen zijn nodig voor drie belangrijke leverfuncties die zorgen voor het onschadelijk maken van vrije radicalen en de aanmaak van lichaamseigen antioxidanten:

  - **catalase** (tegengaan oxidatie, omzetting van waterstofperoxide), afhankelijk van onder andere voldoende ijzer;

  - **glutathion** (opper-antioxidant en de belangrijkste ontgifter in ons lichaam), afhankelijk van onder andere voldoende koper, mangaan, magnesium en selenium;

  - **SOD** (maakt zuurstof onschadelijk), afhankelijk van onder andere koper, zink en ijzer;

  Ook zwavel en jodium zijn onontbeerlijk om onze lever goed te laten functioneren.

Zorg er daarom voor dat deze mineralen en sporenelementen in de dagelijkse voeding of suppletie aanwezig zijn:

IJzer

IJzer bevindt zich onder andere in wild, gevogelte, eend, peulvruchten, broccoli, boerenkool, dadels, (gedroogde) abrikozen, frambozen, eigeel, sesamzaad, tijm, haver, zonnebloem- en pompoenpitten en agaragar.

Jodium

Jodium vervult een cruciale rol in het onschadelijk maken van vrije radicalen, het ontgiften van zware metalen en het verminderen van radioactieve straling. Hoe meer vrije radicalen en belasting met toxines, hoe hoger onze behoefte aan jodium wordt.

Koper

Koper bevindt zich onder andere in zwarte chocola, avocado, rode wijn, dadels, noten, zonnebloempitten, sesamzaad, groene bladgroenten en artisjok.

Magnesium

Magnesium bevindt zich onder andere in amandelen, cashewnoten, bladgroenten als spinazie en postelein, broccoli, doperwten, tuinbonen, zwarte chocola, vijgen, dadels, (tarwe)kiemen, zwarte chocola, pitten, kelp en avocado.

Mangaan

Mangaan bevindt zich onder andere in spelt, haver, banaan, rode bessen, cacao, zuurkool, rode wijn, artisjokken, sterrenkers, hazelnoten, pinda's, amandelen, eidooier, forel, walnoten, zonnebloempitten, spinazie, kardemom en saffraan.

Selenium

Selenium bevindt zich onder andere in vis, knoflook, ui, paddenstoelen, eieren, lever, mosselen, paranoten en zilvervliesrijst.

Zink

Zink bevindt zich onder andere in oesters, kreeft, eidooier, pompoenpitten, noten, zaden en agaragar.

Zwavel

Zwavel is een wezenlijk onderdeel om de lever zijn werk te laten doen. Zwavel bevindt zich met name in eieren, vlees, vis, ui, knoflook, mierikswortel, kool, spruitjes, prei en cottage cheese. Let op: bij bereiding in de magnetron wordt alle zwavel vernietigd.

Q10 en liponzuur mogen ook niet ontbreken in het lijstje met verhogers van de anti-oxidatieve afweer. Bij sterk verlaagde waardes kan het zinvol zijn om dit als supplement te gaan gebruiken. In alle andere gevallen is voeding de aangewezen bron: broccoli, biologisch orgaanvlees, sesamzaad, avocado, peterselie en alle voeding met tyrosine.

Laatste tip: supervoedsel asperge

Asperge is een van onze rijkste bronnen van glutathion (op de voet gevolgd door avocado). Dit is een van de belangrijkste stoffen die de lever moet aanmaken om afvalstoffen geschikt te maken voor uitscheiding via lever of gal, darmen en nieren, en om vrije radicalen onschadelijk te maken. Lukt deze uitscheiding van afvalstoffen niet, dan moeten de stoffen in ons lichaam worden opgeslagen in ons lichaam. De aanmaak van voldoende glutathion is wellicht een van de belangrijkste zaken om gezond oud te worden, omdat ons leefmilieu steeds meer lichaamsvreemde stoffen bevat die onschadelijk gemaakt moeten worden.

Door asperges te combineren met ei, avocado of niet-gekweekte wilde zalm ontstaat er een nog mooiere combinatie voor de lever.

*“Met geluk is het hetzelfde als met je gezondheid;
als je er niets van merkt, betekent dit dat het er is.”*

Iwan Toergenjew

Gelukkig kun je aan je dagelijkse gezondheid werken!

BIJLAGEN

GLYCEMISCHE LADING

Het belang van een evenwichtige bloedsuikerspiegel

Een evenwichtige bloedsuikerspiegel is van vitaal belang voor je gewicht, je energie, je stemming en je totale welbevinden. Ons lichaam is daarom uiterst alert op evenwichtige glucosegehaltes. Ze mogen absoluut niet te laag, maar ook niet te hoog zijn. Maar hoe zorgt het lichaam daarvoor?

Alle koolhydraten in onze spijsvertering worden afgebroken tot glucosemoleculen. Vervolgens worden ze via onze darmen opgenomen in onze bloedbaan. De hoeveelheid glucosemoleculen bepaalt de glucosewaarde (het bloedglucosegehalte, ook wel bloedsuiker genoemd). Insuline en glucagon zijn de alvleesklierhormonen die de glucosegehaltes binnen vaste waardes moeten zien te houden.

Wat is glycemische lading?

De glycemische lading (GL) van een koolhydraat geeft de mate aan, waarin de bloedsuikerspiegel stijgt na het eten van een gemiddelde portie van dit product. Hoe hoger de GL, hoe meer insuline er wordt aangemaakt. Hoe lager de GL, hoe rustiger onze alvleesklier kan reageren met insulineaanmaak. In de tabel kun je aflezen wat de GL is van veel voedingsmiddelen.

Het verschil tussen glycemische index en glycemische lading

Er zijn ook veel tabellen met de glycemische index van voeding. Deze geven ook de mate van stijging van onze bloedsuikerspiegel aan, maar zonder rekening te houden met de hoeveelheid. Daarom is hier gekozen voor de glycemische lading. De hoeveelheid die je eet is immers ook erg belangrijk.

De glycemische lading per portie voedingsmiddel:

VOEDINGSMIDDEL	PORTIE	GL PER PORTIE
Aardappelen, gebakken	150 gr	26
Aardappelen, gekookt	150 gr	14
Aardappelpuree	150 gr	15
Aardbei	120 gr	1
Abrikozen	120 gr	5
Abrikozen, gedroogd	60 gr	9
Ananas	120 gr	7
Appel	120 gr	6
Appelsap	250 ml	13
Appeltjes, gedroogd	60 gr	10
Banaan	120 gr	12
Basmatirijst, 10 minuten kooktijd	150 gr	23
Bataat (zoete aardappel)	100 gr	10
Bier	250 ml	14
Bladgroente, sla, kool, ui, tomaat, aubergine, paprika, broccoli	100 gr	< 1
Boekweit	100 gr	11
Brood met 50% haver	30 gr	9
Bruine bonen	150 gr	6,5
Bruine linzen	150 gr	8
Bulgur	150 gr	12

GL = glycemische lading

VOEDINGSMIDDEL	PORTIE	GL PER PORTIE
Chips	50 gr	11
Chocola, melk	50 gr	12
Chocola, puur > 70%	50 gr	6
Cola	250 ml	19
Cornflakes	60 gr	42
Couscous	150 gr	23
Cream cracker	30 gr	13
Dadels	60 gr	42
Doperwt, vers	100 gr	4
Druiven	120 gr	8
Evergreen, krenten	38 gr	14
Friet	150 gr	22
Fructose	10 gr	2
Gebakje	57 gr	15
Gierst	150 gr	25
Glucose	10 gr	10
Grapefruitsap	250 ml	11
Haverkoekje	25 gr	7
Haverzemelen	30 gr	2
Honing	10 gr	3
Jam, met suiker	20 gr	9
Jam, zonder suiker	20 gr	2,5
Jus d'orange (uit concentraat)	250 ml	15
Kersen	120 gr	3
Kikkererwten	150 gr	10
Lactose	10 gr	5

VOEDINGSMIDDEL	PORTIE	GL PER PORTIE
Maizena	15 gr	9
Melk, mager	250 gr	4
Melk, vol	250 gr	3
Mango	120 gr	8
Melba toast	30 gr	16
Muesli, tarwe	60 gr	20
Pinda's	50 gr	1
Pompoen	100 gr	5
Popcorn, zonder suiker	20 gr	8
Pruimen	120 gr	6
Pruimen, gedroogd	60 gr	10
Quinoa	150 gr	9,5
Rode biet	80 gr	4
Roggebrood, volkoren	60 gr	16
Rozijnen	60 gr	29
Sinaasappel	120 gr	5
Spaghetti, volkoren	180 gr	16
Spaghetti, wit, 10 minuten gekookt	180 gr	21
Spelt, witmeel	30 gr	17
Speltbrood, volkoren	30 gr	12
Spliterwten	150 gr	7,5
Stokbrood, wit	60 gr	30
Sucrose	10 gr	7
Tarwebrood, volkoren	60 gr	18
Tarwebrood, wit	60 gr	20
Tomatensap	250 ml	4

VOEDINGSMIDDEL	PORTIE	GL PER PORTIE
Tuinboon	100 gr	5,5
Vijgen	60 gr	16
Yoghurt, mager	200 gr	4
Yoghurt, vol	200 gr	3
Witte rijst	150 gr	23
Wortel, gekookt	100 gr	6
Wortel, rauw	100 gr	2,5
Watermeloen	120 gr	7
Zilvervliesrijst, voorgekookt, 20 minuten kooktijd	150 gr	18

Kanttekeningen bij de tabel

- De bereidingswijze van voeding, maar ook omstandigheden als snel eten, trage of heel snelle maagwerking en onze spijsverteringscapaciteit kunnen allemaal invloed hebben op de mate van bloedsuikerspiegelstijging. De cijfers in de tabel kunnen per persoon dus verschillend uitwerken.

- Fructose lijkt een goede suikervervanger, omdat het een GL van slechts 2 heeft. Helaas heeft fructose ook een nadeel: het moet door onze lever worden afgebroken tot glucose. In dit geval wordt niet onze alvleesklier, maar onze lever zwaar belast. Fructose kan niet, zoals suiker, in reserve worden opgeslagen. Daarom heeft onze lever geen andere mogelijkheid dan het teveel in vet om te zetten. Het gevolg van veel fructose is dat onze triglyceride- en cholesterolgehaltes er hoger door worden, dat onze bloedsuikerspiegel lange tijd te hoog blijft en dat er (zelfs al op jonge leeftijd) vervetting van de lever kan plaatsvinden. In het gros van de zoete producten in de supermarkt wordt tegenwoordig glucose/fructose gebruikt. Ook zeer veel voedingsmiddelen voor diabetici zijn met fructose gezoet. Lees dus de etiketten en vermijd deze producten zo veel mogelijk.

- Soms nemen mensen hun toevlucht tot koekjes uit de natuurvoedingswinkel. Suikers als agave, ahornsiroop, graanstroop en melasse zullen immers wel goed zijn. Helaas bevatten deze suikers nog wel mineralen, maar ze zijn ook ontregelend voor de bloedsuikers. Dit geldt ook voor alle biologische witmeelproducten. Zie bijlage Suiker en andere zoetmiddelen.

- Mensen met ernstig ontregelde suikers doen er goed aan om tijdelijk alle koolhydraten met een GL hoger dan 10 uit hun voeding weg te laten, totdat hun suikers weer genormaliseerd zijn. Daarna kunnen ze deze voedingsmiddelen eventueel weer met mate gaan eten. Diabetici kunnen beter structureel voor een GL van maximaal 10 kiezen.

- De hoge GL van elk voedingsmiddel wordt getemperd door er vezels, eiwitten en vetten aan toe te voegen. Dit zou overigens geen drijfveer moeten zijn om hoog-glycemische voeding te blijven eten.

- Ook voor sporters en chronisch vermoeide mensen is het erg belangrijk om kennis te hebben van de GL van voedingsmiddelen. Je energie op peil houden, heeft voor een groot deel te maken met het type koolhydraat dat je eet: snelle koolhydraten putten onze energie snel uit.

- Er zijn ook wetenschappers die beweren dat de GL weinig te maken heeft met ons overgewicht en alle ziektes en klachten die hieruit voortvloeien. Er zijn inderdaad ook mensen die minder last van voeding met een hoge GL hebben. Logischerwijs zal dat te maken hebben met het feit dat het gros van de voedingsmiddelen met een hoge GL in bewerkte voeding zit. Deze voeding bevat meestal ook transvet, fructose, verzadigd vet, E-nummers en additieven. Allemaal stoffen die ook ontregelend kunnen werken op hormonen, neurotransmitters, ons verzadigingsgevoel etc.

VETTEN

Gezond vet, vet goed

Vetten bestaan uit verschillende vetzuren. In feite zijn er drie hoofdgroepen: onverzadigde vetzuren, verzadigde vetzuren en transvetzuren.

Onverzadigde vetzuren

Onze gezondheid is afhankelijk van voldoende inname van onverzadigde vetten. Dit zijn de zogenaamde essentiële vetzuren: vetzuren die ons lichaam uit de voeding nodig heeft, omdat we ze zelf niet kunnen maken. Deze essentiële vetzuren gebruiken we voor de volgende lichaamsfuncties:

- Ze zorgen, samen met cholesterol en deels verzadigd vet, voor gezonde celmembranen voor elke lichaamscel.
- Uit onverzadigde vetten worden de stoffen GLA, EPA en DHA gemaakt. Deze vormen de grondstoffen voor hormoonachtige stoffen (eicosanoïden) die nagenoeg alle lichaamsfuncties beïnvloeden.
- Onze hersenen bestaan voornamelijk uit deze vetten. Een gezond brein is dus afhankelijk van gezond vet (en voldoende cholesterol).
- Vetten zijn belangrijk voor de opname van andere voedingsstoffen, zoals vitamines A, D, E en K, carotenoïden en lycopeen.

Wat je moet weten over onverzadigde vetzuren

Onverzadigde vetzuren worden aangeduid als omega 3-, 6- of 9-vetzuren. Nagenoeg alle vetten bevatten meerdere omega-vetzuren, dus zowel 3, 6 als 9. Ze zijn ingedeeld bij de vetzuurgroep waar ze voor het grootste deel uit bestaan. Omega 3 en omega 6 zijn de meervoudig onverzadigde vetzuren. Omega 9 zijn de enkelvoudig onverzadigde vetzuren. In de tabel wordt aangegeven welke vetten onder de omega 3-, 6- en 9-groep vallen.

Voor onze gezondheid is het erg belangrijk om meer omega 3 ten opzichte van omega 6 te eten. Dit compenseert de hoge inname van omega 6 in het westerse voedingspatroon enigszins. Idealiter zouden we circa vier keer zoveel omega 6 als omega 3 moeten eten. De realiteit is dat de gemiddelde mens circa twintig keer zoveel omega 6 als omega 3 krijgt en daarom de inname van omega 3 flink moet ophogen.

Meervoudig onverzadigde vetzuren (omega 3 en omega 6) kunnen niet goed tegen hoge verhitting. Frituren in bijvoorbeeld zonnebloemolie is dus beslist niet gezond (tenzij het de High Oleic uit de natuurvoedingswinkel is). Soms mogen meervoudig onverzadigde vetzuren zelfs alleen maar koud gebruikt worden. De enkelvoudig onverzadigde vetzuren zijn wel redelijk goed bestand tegen verhitting, met name rijstkiemolie die temperaturen tot ruim 200 graden Celcius aankan.

Vlees van dieren die los gelopen hebben en gras gegeten hebben, kan nog redelijk wat omega 3-vetzuren bevatten. Kweekvis kan minder EPA en DHA bevatten dan we aannemen. Dit omdat de voeding van deze vis vaak niet meer bestaat uit vis (omega 3-bron), maar uit granen, soja en mais. Hierdoor bevat deze vis dan weer overwegend uit omega-6 vetzuren.

Verzadigde vetzuren

Verzadigde vetzuren zitten voornamelijk in dierlijke producten als zuivel, vlees, vleeswaren en boter. Maar ook plantaardige vetten als cacao, cacaoboter, kokos en palmvet zijn verzadigde vetten.

Verzadigd vet is zeker niet per definitie ongezond, maar ons lichaam heeft er niet zo veel van nodig. Om energiek, gezond en op een gezond gewicht te blijven, hebben we juist onverzadigde vetten nodig.

Transvetzuren

Transvet zit van nature in kleine hoeveelheden in producten van dierlijke afkomst. Maar in veel industrieel bewerkte (niet-biologische) producten zitten geharde (trans)vetten. Vloeibare (goedkope) meervoudig onverzadigde vetzuren (zoals mais-, zonnebloem- en sojaolie) worden fabrieksmatig omgezet in vaste transvetten. Deze zijn heel anders van structuur dan het natuurlijke transvet. Helaas zijn deze transvetten schadelijk voor onze gezondheid. Maar voor de industrie zijn ze perfect: ze zijn goedkoop, worden niet ranzig en geven het eindproduct een mooie structuur.

Transvetten staan onder de volgende ‘verborgen’ namen op het etiket: gehard vet, gedeeltelijk gehard vet, gedeeltelijk geharde olie, gehydrogeneerde plantaardige olie, gehydrogeneerd plantaardig vet, plantaardige olie. Je herkent transvet meestal omdat de plantaardige olie onzichtbaar voor je is, bijvoorbeeld pindakaas zonder laagje olie, koekjes, cake, kant-en-klaarmaaltijden waar de olie niet zichtbaar is terwijl het volgens het etiket wel plantaardige olie bevat.

BELANGRIJKE BRONNEN VAN OMEGA 6 (linolzuur) = meervoudig onverzadigd
Sesamolie
Saffloerolie
Zonnebloemolie
Margarine/halvarine (verrijkt met linolzuur). Ook soja-broodsmeersels bestaan grotendeels uit omega 6. Ook smeersels ‘verrijkt met omega 3’ bevatten nog steeds overwegend omega 6-vetzuren.
Maiskiemolie
Tarwekiemolie
Pompoenpitten, pompoenpitolie
Pindaolie (arachideolie) (bestaat verder grotendeels uit verzadigd vet)
Druivenpitolie
Palmolie (bestaat verder grotendeels uit verzadigd vet)
Sojaolie

BELANGRIJKE BRONNEN VAN OMEGA 3 (linoleenzuur) = meervoudig onverzadigd
Lijnzaad, lijnzaadolie, hennepzaad/-olie, chiazaad, perilla frutescens en echiumolie
Koolzaadolie
Walnoten, walnootolie
Eieren verrijkt met omega 3
Groente als postelein, waterkers en bladgroentes bevatten ook nog een beetje omega 3

KANT-EN-KLARE BRONNEN VAN GLA
Teunisbloemolie, borageolie, zwartebessenolie (enkel als supplement verkrijgbaar) en spirulina

BELANGRIJKE BRONNEN VAN OMEGA 9 (oliezuur) = enkelvoudig onverzadigd
Olijfolie (81%), olijven (76% oliezuur)
Avocado, avocado-olie (74%)
Zonnebloemolie High Oleic (alleen in natuurvoedingswinkels)
Hazelnoot (olie) > 80%
Saffloerolie High Oleic (alleen in natuurvoedingswinkels)
Macadamia (81%)
Amandelen, amandelolie (73%)
Rijstzemelen, rijstkiemolie (42%) (en nog wat omega 3-vetzuren)
Noten

KANT-EN-KLARE BRONNEN VAN EPA/DHA
Vette vis als zalm, tonijn, haring, makreel, botervis, paling, sardines en forel of visoliecapsules
Niet-gekweekt/loslopend wild, gevogelte en vlees (van dieren die hebben gegraasd) bevatten ook EPA/DHA
Levertraan (bevat tevens vitamine A en D)
EPA/DHA-supplement uit algen (speciaal voor vegetariërs en mensen die omwille van het milieu/dierenleed geen vis willen)
Klamath-algen
Krillolie (enkel als supplement verkrijgbaar)
Visoliesupplementen

ANTIOXIDANTEN, VRIJE RADICALEN EN ORAC-WAARDES

Het geheim van gezond oud worden?

Vrije radicalen zijn moleculen die in ons lichaam ontstaan als bijproduct van de energieaanmaak. Je kunt ze vergelijken met vonken die ontstaan bij een haardvuur. Net zoals een rondspattende vonk schade kan aanrichten, kan een vrije radicaal dat ook. Bij een overmaat aan vrije radicalen vallen ze onze cellen aan. Ons DNA, onze mitochondriën en celmembranen zijn een geliefd doelwit van vrije radicalen. Bij te veel beschadiging kunnen onze cellen hun functies niet meer goed uitvoeren en ontstaan er ziektes.

Vrijeradicaalvorming is een normaal proces in ons lichaam. We ademen zuurstof in en alle stofwisselingsprocessen in onze cellen gebruiken zuurstof. Daarbij wordt een deel van de zuurstof omgezet in vrije radicalen. Vrije radicalen zijn ook niet alleen negatief: we hebben altijd een bepaalde hoeveelheid vrije radicalen nodig om bijvoorbeeld beginnende infecties onschadelijk te maken. Een overschot aan vrije radicalen (oxidatieve stress genoemd) is echter wel schadelijk en kan gezondheidsklachten veroorzaken en verergeren. Dit zijn klachten als hart- en vaatziekten, oxidatie van cholesterol, kanker, ontstekingen, reuma, Alzheimer, staar en vroegtijdige veroudering.

De antioxidantcapaciteit (het vermogen om vrije radicalen te neutraliseren of te verminderen) van voeding wordt uitgedrukt in de ORAC-waarde. ORAC staat voor *Oxygen Radical Absorbance Capacity*. Hoe hoger de ORAC-waarde, des te hoger de antioxidantcapaciteit.

In de tabel is de ORAC-waarde **per 100 gram voedingsmiddel** weergegeven:

VOEDINGSMIDDEL	ORAC
Aardbei, rauw	3.577
Alfalfa kiemen	1.510
Amandelen	4.454
Ananas, rauw	385
Appel, gemiddeld ras met schil	3.049
Appel, gemiddeld ras zonder schil	2.573
Appel, golden delicious met schil	2.670
Appel, golden delicious zonder schil	2.210
Avocado, Hass rauw	1.922
Basilicum, gedroogd	67.553
Basilicum, vers	4.805
Blauwe bes, rauw	4.669
Bonenkruid, vers	9.465
Broccoli, gekookt	2.368
Broccoli, rauw	1.362
Broccoli, diepgevroren onbereid	496
Brood, volkoren met 7 granen	1.421
Chilipoeder	23.636
Chocola, donker	20.823
Dille, vers	4.392
Dragon, vers	15.542
Framboos	4.882
Gemberwortel, rauw	14.840
Gojibes	3.290
Granaatappel, rauw	4.479
Granaatappelsap	2.681
Groene thee, gezet	1.253
Hazelnoten	9.645
IJsbergsla	438
Kardemom	2.764
Kerrie	48.504
Kers, rauw	3.747

VOEDINGSMIDDEL	ORAC
Kiwi, rauw	862
Knoflook, rauw	5.708
Komijnzaad	76.800
Komkommer, rauw, met schil	232
Komkommer, rauw, zonder schil	140
Kurkuma, gemalen	159.277
Macadamianoten	1.695
Meloen, Cantaloup	319
Nootmuskaat	69.640
Olijfolie, extra vergine	372
Oregano, vers	13.970
Oregano, gedroogd	200.129
Pecannoten	17.940
Pepermunt, vers	13.978
Peterselie	74.349
Radijs, kiemen	2.184
Radijs, rauw	1.736
Rode druif, rauw	1.837
Rode ui, rauw	1.521
Rode wijn, cabernet sauvignon	4.523
Rode wijn, merlot	2.670
Roodbladige sla	2.380
Rosé tafelwijn	1.005
Spinazie, rauw	1.515
Tomaat, rijp, gekookt	406
Tomatensaus (blik)	694
Tijm, gedroogd	157.380
Tijm, vers	27.426

VOEDINGSMIDDEL	ORAC
Vijgen, rauw	3383
Walnoten	13541
Witte druif, rauw	1018
Witte tafelwijn	392
Witte ui, rauw	863
Wortel, gekookt	317
Wortel, rauw	666
Zoete aardappel, gekookt	760
Zwarte bes, rauw	5905

De totale ORAC-waarde is uitgedrukt als Trolox-equivalent als som van water- en vet-oplosbare stoffen.

Kanttekeningen bij de tabel

- Staar je niet blind op deze tabel. Een voedingsmiddel is meer dan alleen een antioxidant. Iedere plant (of het nu een kruid, groente of fruit is) maakt beschermende (fytochemische) stoffen aan om zichzelf te beschermen tegen infecties, schimmels, bacteriën, zon en milieu-invloeden. Het laat zich raden wat er gebeurt als we deze kruiden, groenten en fruit gaan beschermen met gewasbeschermingsmiddelen. Waar blijft dan de noodzaak voor de plant om zelf beschermende stoffen aan te maken? Hoe meer bedreiging de plant ervaart, hoe meer beschermende stoffen hij aanmaakt. Dit zijn nu net de stoffen die ons lichaam gebruikt in de verdediging tegen ziektes. Alleen al om deze reden is de keuze voor zo veel mogelijk biologische groente, fruit, kruiden en specerijen een logische. De biologische planten moeten zichzelf immers beschermen en hebben logischerwijs dus veel meer van deze stoffen.

- Een tomaat bijvoorbeeld heeft geen hoge ORAC-waarde, maar is wel zeer rijk aan lycopeen: een carotenoïde die veel bescherming lijkt te bieden tegen (prostaat)kanker. Ook broccoli zou je op grond van de tabel niet als eerste op je voedingslijst zetten. Terwijl broccoli de beste papieren heeft wat betreft kankerwerende eigenschappen, door zijn hoeveelheid sulforafaan. Een voedingsmiddel kan dus, ook al is het niet een heel sterke antioxidant, toch door andere beschermende stoffen erg belangrijk zijn voor de preventie van kanker en andere ziektebeelden. Ook kan een voedingsmiddel met een lage ORAC-waarde een uitstekende vezelbron zijn of rijk aan bepaalde vitamines, mineralen of sporenelementen.

- Kruiden en specerijen zijn de sterkste antioxidanten. Dagelijks kruiden en specerijen gebruiken, geeft dus een veel hogere antioxidantinname dan alleen extra groenten en fruit eten.

SUIKER EN ANDERE ZOETMIDDELEN

De voor- en nadelen van de zoete verleiders

Iedereen weet nu wel dat te veel suiker niet gezond is. In natuurwinkels en ook supermarkten vind je daarom een scala aan suikervervangers (zoetstoffen) en natuurlijke suikers. Als we gezond willen blijven, zullen we ook deze varianten echter met mate moeten gebruiken. Zie weetje Overgewicht.

Bij te veel zoet of suikers raken veel biochemische processen in ons brein en lichaam verstoord. Onze alvleesklier en lever raken dan overbelast door de constante aanvoer van snelle suikers. Er zullen taken niet meer uitgevoerd worden, omdat alle energie in de bloedsuikercontrole en aanmaak van insuline gaat zitten. Vaak raakt ook de aanmaak van spijsverteringsenzymen door de alvleesklier ontregeld, met veel, vaak onbegrepen spijsverteringsklachten tot gevolg. Ook onze lever komt aan veel van zijn andere taken niet meer toe: de aanmaak van beschermende stoffen, het onschadelijk maken van lichaamsvreemde stoffen, de productie van gal, aminozuren en vetten bruikbaar maken voor benutting, regulatie van de bloedstolling etc.

Niet alleen onze lever en alvleesklier, ook onze cellen kunnen niet tegen de constante aanvoer van suikers en insuline. Daarom worden ze op den duur ongevoelig voor insuline: we worden insulineresistent. De suikers worden niet meer opgenomen in de cellen en daardoor opgeslagen als vet. En onze cellen 'verhongeren'. Mede omdat de suikerrijke voedingsmiddelen ook vaak nog eens veel foute vetten en calorieën bevatten, is het zaak om ze zo veel mogelijk te mijden en zelf de keuken in te gaan.

In de tabel zie je de voor- en nadelen van veel suikers en zoetstoffen. Hun effect op de bloedsuikerspiegel is weergegeven met de volgende kleuren:

Effect op de bloedsuikerspiegel

?	mogelijk
0	geen
1	weinig
2	gemiddeld
3	hoog

NAAM	GROEP	VOORDELEN
Acesulfaam (E 950) ?	Intensieve (synthetische) zoetstof. Wordt in veel producten gebruikt: light frisdrank, kauwgom, pepermunt, pastilles, yoghurt, toetjes, icetea etc.	✓ Is 150 tot 200 keer zo zoet als suiker. ✓ Bevat geen calorieën. ✓ Niet schadelijk voor het gebit. ✓ Zeer stabiele stof, ook tegen hitte. × Volledig lichaamsvreemde stof. × Wordt meestal in combinatie met aspartaam toegepast vanwege de iets bittere nasmaak van acesulfaam. × Er zijn geen sluitende bewijzen dat het niet kankerverwekkend is. × Proefdieronderzoeken lieten zien dat in korte tijd goedaardige schildkliertumoren ontstonden. × Zolang er geen sluitende bewijzen zijn over de (on)veiligheid misschien te vermijden?
Agave 1	Ongeraffineerd kort suiker.	✓ Heeft een hoge zoetkracht, waardoor er circa 25% minder van gebruikt hoeft te worden ten opzichte van suiker. Hierdoor worden calorieën bespaard. ✓ Het sap bevat nog redelijk wat inuline (zie inuline). ✓ Bevat, door het natuurlijke procedé, nog alle vitamines en mineralen. Let op dat je wel een natuurlijk ongeraffineerd product koopt. Er zijn namelijk veel bewerkte producten in omloop. De donkere/biologische variant zou de minst bewerkte moeten zijn. × Door het langzame effect op de bloedsuikerspiegel denken veel mensen dat ze er veel van kunnen gebruiken. Dit heeft echter te maken met de grote hoeveelheid fructose. Fructose heeft veel minder effect op de bloedsuikerspiegel dan glucose. Veel fructose leidt echter tot insulineresistentie, leververvetting, verhoogd cholesterol, overgewicht en een verstoring van ons verzadigingsgevoel. × Fructose kan niet opgeslagen worden als glycogeen (reservesuiker) en moet dus wel in vet worden omgezet bij een teveel. Dus ook voor sporters geen optimale zoetbron.
Ahorn 3	Ongeraffineerd kort suiker.	✓ Bevat redelijk wat mineralen en sporenelementen, vooral de C-kwaliteit. ✓ Heeft een heerlijke eigen smaak. × Smaakt minder zoet als suiker, dus meestal wordt er meer van gebruikt. × Duur middel, vooral de beste kwaliteit (C-graad). × Let op dat je 100% ahorn koopt. Kijk op het etiket. × 65% van het sap bestaat uit sucrose. Daardoor toch vrij veel effect op de bloedsuikerspiegel.
Aspartaam (E951) ?	Intensieve (synthetische) zoetstof. De meest gebruikte zoetstof voor zoetstof, kauwgom, pepermunt, pastilles, yoghurt met vruchten, frisdrank en oplosdrank.	✓ Levert net zoveel calorieën als suiker, maar is circa 200 keer zoeter. × Wordt in ons lichaam afgebroken tot asparaginezuur, fenylalanine en methanol. Het is niet erg stabiel bij verhitting. Methanol is de toxische vorm van alcohol (ook de stof in antivries voor je auto). × Fenylalanine en asparaginezuur zijn aminozuren die ook in je voeding voorkomen. Door ze buiten de maaltijden om te gebruiken (bijvoorbeeld in frisdrank) kun je ineens hoge waarden van deze twee in je bloed krijgen die de neurotransmitteraanmaak verstoren. × Niet geschikt voor mensen met PKU en epilepsie.

NAAM	GROEP	VOORDELEN
Carobe 2	Ongeraffineerd kort suiker. Veel gebruikt als zoetmiddel/vulstof. Is ook als los poeder te koop.	✓ Afkomstig van de peulen van de johannesbroodboom. Het bevat veel mineralen, vitamines en mineralen en is erg lekker in combinatie met cacao. ✓ Wordt vaak als cacao-vervanger gezien. Het voordeel is dat het minder vet is en zoeter. × Er zijn veel bewerkte/verhitte producten. Deze hebben een groot deel van hun positieve eigenschappen verloren. × Het bestaat voor circa 50% uit natuurlijke suikers: sucrose, glucose, fructose en maltose. Daarom toch heel erg met mate gebruiken.
Cyclamaat (E952) ?	Intensieve (synthetische) zoetstof. Komt onder andere voor in frisdranken. Is tafelzoetstof nummer 1.	✓ Bevat geen calorieën. ✓ Is 30 tot 50 keer zo zoet als suiker. ✓ Lost goed op in water en kan goed tegen verhitting. × Wordt bij sommige mensen afgebroken tot cyclohexylamine. Dit kan een hoge hartslag, verhoogde bloeddruk en bij proefdieren tot testikelatrofie en blaaskanker leiden. Daarom is de dagelijks toegestane hoeveelheid verlaagd. × Door de onduidelijkheid over de veiligheid (zeker bij kinderen) is het in het ene land toegelaten en in het andere verboden.
Diksap 2 3	Ongeraffineerd kort suiker.	✓ Is 100% natuurlijk, ingedikt fruitsap, mits geen industriële behandeling ondergaan. ✓ Kies voor de biologische variant vanwege het hoge pesticidengehalte van sommige fruitsoorten. ✓ Rode en paarse vruchten geven de minste ontregelingen, omdat ze minder glucose en fructose bevatten dan de meeste andere vruchten. × Bevat behoorlijk veel fructose en sucrose. Dit kan vrij gemakkelijk ons verzadigingsgevoel ontregelen en overgewicht en insulineproblemen geven. Heel erg met mate dus. × Er zijn ook (dik)sappen die meer glucose dan fructose bevatten (druiven, banaan, peer). Die kunnen dan weer hoge bloedsuikerpieken geven. Dus ook met mate, zeker bij jonge kinderen.
Erytritol (geen E-nr) 0	Extensieve zoetstof / Semi-synthetisch.	✓ Komt ook van nature voor in bepaalde voedingsmiddelen als meloen, druiven en peren (voor commercieel gebruik wordt het vaak gewonnen uit mais). ✓ Zeer lage calorische waarde. ✓ Heeft 60 tot 70% van de zoetkracht van suiker. ✓ Heeft een lekkere volle smaak, zonder nasmaak. Lijkt het meest op suiker qua smaak. ✓ Heeft nauwelijks laxerend effect ten opzichte van andere extensieve zoetstoffen. ✓ Omdat het een gefermenteerd product is, geeft het minder last van winderigheid dan de andere soorten extensieve zoetstoffen. ✓ Sukrin bevat 100% erytritol. Dit kan met mate (want door regelmatig zoet te blijven eten, blijft onze hunkering naar zoet bestaan) ook door diabeten en mensen met Candida gebruikt worden. × Lost niet goed op in vloeistof, de kristallen blijven makkelijk aanwezig. Bovendien neemt het weinig vocht op. × Let op wat je koopt: het wordt vaak, vanwege de onaangename smaak van intensieve zoetstoffen tegelijk toegepast met aspartaam en sucralose. × Voor milieubewuste consumenten wellicht niet zo geschikt, omdat het uit mais wordt gewonnen.

NAAM	GROEP	VOORDELEN
Fructose, meestal in combinatie met glucose verwerkt als HFCS 3	Onder veel namen op de verpakking: HFCS, high fructose corn syrup, fructosesiroop, glucose/fructose-siroop, maisstroop, chicorei fructose. Het lijkt natuurlijk vruchtensuiker, maar het wordt gewonnen uit mais.	✓ Zeer goedkoop, de zoetste suiker, goed oplosbaar, kan goed tegen invriezen. × Zit inmiddels in nagenoeg alle zoete industriële voedingsmiddelen. × Wordt ook wel 'het ziek-makende-zoet' of 'de snelweg naar verouderen' genoemd. × Heeft groot effect op de bloedsuikerspiegel, omdat het meestal in combinatie met glucose en/of tarwe wordt toegepast. × Alleen aan te raden in de natuurlijke vorm: als fruit en zeer spaarzaam aangevuld met zuivere agavesiroop, honing, kokosbloesemsuiker en eventueel graanstropen zonder fructose.
Graanstroop (rijstemout, maismout, tarwemout, gerstemout) 2	Ongeraffineerd kort suiker. Staat vaak op het etiket vermeld als moutstroop of als maltose.	✓ Door het natuurlijke procedé (met enzymen) om deze stropen te maken, bevatten ze nog alle natuurlijke voedingsstoffen. ✓ Ze zijn 50 tot 80% minder zoet als suiker (daarin schuilt ook het gevaar dat er te veel van gebruikt wordt). ✓ Ze bevatten nauwelijks snelle suikers, maar juist middellange suikers en geen fructose. Dat ze geen fructose bevatten, is zeker een groot pluspunt. ✓ Gerstemoutstroop door een bakproduct/brood doen, geeft een soort fermentatie, waardoor het graanproduct beter verteerd wordt. ✓ Gerstemoutstroop verlaagt je voedsel-voetafdruk ten opzichte van tarwe, rijst en maisstroop. × Rijststroop geeft een wat kleverig/stroperig resultaat (maar misschien wil je dat juist). × Om maltose te kunnen verteren, hebben we het enzym maltase nodig. Dit enzym heeft lang niet iedereen voldoende. Daardoor kunnen er gemakkelijk allerlei spijsverteringsstoornissen ontstaan. Met name gerstemoutstroop bevat veel maltose. Dus toch met mate gebruiken. × Check wel goed de verpakking. Het wordt regelmatig gemengd met geraffineerde, snelle suikers. × Maismoutstroop geeft de snelste stijging van de bloedsuikerspiegel, zeker zo snel als suiker.
Honing 2 3	Ongeraffineerd kort suiker.	✓ Honing bevat vrij veel enzymen, tenzij het verhit/gepasteuriseerd is. Boven de 43 graden Celsius worden de enzymen onwerkzaam gemaakt. Dus ook in de keuken, in je hete kopje koffie of thee en bij verwarming in de magnetron. ✓ Het bevat veel mineralen, vitamines, aminozuren, antioxidanten en bio-flavonoïden. ✓ Zuivere honing heeft een antibiotische werking. Let op: dit geldt alleen voor rauwe, koud geslingerde en ongefilterde honing. ✓ Voor sporters kan de combinatie van glucose en fructose een waardevolle eigenschap zijn. × Honing bestaat voor ongeveer 80% uit suikers: circa 40% fructose, circa 30% glucose, wat sucrose, maltose en overige suikers. Per soort verschilt dit. Daarom is het lastig te beoordelen wat het exact doet met de bloedsuikerspiegel. × Met name acacia-, salie- en tijmhoning bevatten vrij veel fructose terwijl bijvoorbeeld klaverhoning weer vrij veel glucose bevat. De ene honing heeft dus een behoorlijk effect op je bloedsuiker, de andere juist op overgewicht, insulineresistentie etc. × Honing mag niet aan kinderen jonger dan 2 jaar gegeven worden in verband met mogelijke aanwezigheid van clostridium botulinum.

NAAM	GROEP	VOORDELEN
Inuline 1	Fructo Oligosachariden. Inuline komt voor in paardenbloemen artisjokken, cichorei, pastinaak, schorseneer, aardpeer, zoete aardappelen, agave, yacon en bananen. Het is ook als poeder (gewonnen uit chicorei) te koop.	✓ Direct een zeer gunstig effect op de darmflora (prebioticum). ✓ Zorgt dat de opname vanuit maag en darmen vertraagd wordt. Dit voorkomt een snelle stijging van onze bloedsuikerspiegel. ✓ Prebiotica verbeteren de opname van mineralen/vitamines. ✓ Inuline als poeder kan goed worden gebruikt om een vetarm gerecht lekkerder te maken. × Is veel minder zoet dan suiker. × Geeft in eerste instantie vaak wat winderigheid/opgeblazen gevoel. × Is zeer hygroscopisch.
Isomalt (E953) 1	Extensieve zoetstof/semi-synthetische zoetstof.	✓ Heeft een lage calorische waarde. ✓ Heeft geen bijsmaak, smaakt echt als suiker. × Is veel minder zoet dan suiker. Daarom wordt er gauw te veel van gebruikt. × Kan laxerend werken, maar veel minder snel als bijvoorbeeld mannitol. × Wordt gemaakt uit geraffineerde suiker via een industrieel proces en is dus niet natuurlijk.
Kokosbloesem-suiker 2	Ongeraffineerd kort suiker.	✓ Gemaakt van de nectar van de kokospalm. Is uitgeroepen tot meest duurzame suiker, omdat het weinig ruimte en ook weinig water verbruikt. ✓ Bevat veel mineralen , sporenelementen en vitamines. Heeft een hoge antioxidantwaarde. ✓ Goed te gebruiken voor allerlei toepassingen en net zo zoet als suiker (sucrose). ✓ Ondanks het hoge sucrosegehalte (circa 80%) heeft het weinig effect op de bloedsuiker. Het bevat maar weinig glucose en fructose. ✓ Staat daarom te boek als het gezondste suiker! × Relatief duur, is prima suikervervanger, maar je hebt er wel net zoveel van nodig voor dezelfde zoetkracht. Daarom kan een combinatie met stevia (mits zuiver) of een beetje rijstsiroop een prima keuze zijn. × Let op dat je geen dubieuze producten koopt (die niet fairtrade zijn of gemengd met witte suiker).
Lucumapoeder 1	Natuurlijk suiker.	✓ Zeker zo zoet als suiker maar veel minder calorieën. ✓ Bevat weinig glucose (ca. 8%) en fructose (ca. 4.5%). ✓ Wordt daarom als een van de gezondste suikers gezien. ✓ Bevat veel B vitamines (daarom liever niet verhitten) mineralen en antioxidanten. × Te weinig onderzoeken over bekend om claims hard te maken (het zou anti-diabetische en bloeddruk verlagende eigenschappen hebben). × Relatief duur.
Mannitol (E421) 0	Extensief/semi-synthetisch zoetmiddel. Wordt voornamelijk in kauwgom en snoepgoed toegepast.	✓ Is een essentieel suiker en komt ook voor in zeewieren en champignons. ✓ Heeft 50 tot 60% van de zoetkracht van suiker. ✓ Heeft een zeer lage calorische waarde (1,6 tot 2 kcal/gram). × Meer dan de helft van de mannitol wordt omgezet in fructose. Een deel wordt uitgescheiden en een deel wordt door onze darmbacteriën gefermenteerd. × Kan, van alle extensieve zoetstoffen, het snelst tot winderigheid en darmkrampen leiden.

NAAM	GROEP	VOORDELEN
Malto-dextrine 3	Geraffineerde middellange suiker. Wordt meestal als bulk-, bind- en draagstof in producten gebruikt (in sportdrankjes, (sport)repen, instant poeders, babyvoeding, tabletten, sauzen etc.).	✓ Gemakkelijk te verteren. ✓ Zeer goedkoop, dus het levert ook (veelal) goedkope voeding op. × Ongeveer zelfde hoeveelheid calorieën als suiker. × Lege calorie, snelle stijging van de bloedsuikers. Dus ongeschikt voor diabeten, mensen met overgewicht, wisselende bloedsuikers, uitputting, insulineresistentie etc. × Kan klachten geven bij mensen met glutenintolerantie/allergie en coeliakie, vanwege de gluten. × Wordt heel veel toegepast in kant-en-klare voedingsmiddelen. × Wordt ook veel in sportproducten verwerkt. Let op: geeft een snelle bloedsuikerstijging of bloedsuikerdaling.
Neotaam (E961) 0	Intensieve (synthetische) zoetstof.	✓ 7.000 tot 13.000 keer zo zoet als suiker. ✓ Bevat weinig calorieën, is hittestabiel en goed oplosbaar. × Is de opvolger van aspartaam, maar lijkt stabieler te zijn (zie bij aspartaam). Desondanks doen er wel verontrustende verhalen de ronde, omdat het mogelijk nog toxischer zou zijn dan aspartaam. × Zo enorm zoet, dat er maar weinig van gebruikt hoeft te worden, zodat het niet op het etiket hoeft te staan.
Oerzoet, oersuiker, Sucanat 3	Ongeraffineerd kort suiker (is ongeraffineerde rietsuiker).	✓ Bevat nog alle natuurlijke ingrediënten als suikerriet, maar is niet geraffineerd. Bevat veel kalium, magnesium en vitamines. ✓ Heerlijke smaak. ✓ Bestaat voor circa 96% uit sucrose. × Heeft alle nadelen van snelle/korte suikers ten aanzien van bloedsuiker, overgewicht, uitputting van de bijnieren etc.
Ruwe rietsuiker 3	Geraffineerd kort suiker.	✓ Bevat nog wel wat mineralen in tegenstelling tot witte suiker, maar is een geraffineerd product. × Bruine rietsuiker kan witte suiker zijn dat is bijgekleurd met melasse. × Verder alle nadelen van witte suiker.
Palmsuiker (van de dadel- en Arengpalm in tegenstelling tot kokos-bloesemsuiker) 2	Ongeraffineerd kort suiker (let op: er bestaat ook geraffineerde palmsuiker, dat heeft dezelfde eigenschappen als witte suiker).	✓ Natuurlijk product met veel vitamines en mineralen, dus het onttrekt geen voedingsstoffen bij de verbranding. ✓ Het is zeer arbeidsintensief. Het is wel belangrijk om te weten dat je een fairtrade-product koopt dat onder humane omstandigheden is vervaardigd. ✓ Lekkere, karamelachtige smaak. ✓ In tegenstelling tot niet-biologische palmolie worden er voor de palmsuikerproductie geen regenwouden gekapt. ✓ Milieuvriendelijke teelt. Gebruikt ook weinig water. × Wordt vaak gemengd met korte/snelle suikers, dus let op het etiket.

NAAM	GROEP	VOORDELEN
Saccharine (E954) 0	Intensieve (synthetische) zoetstof.	✓ Heel stabiele zoetstof. ✓ Het is 300 tot 500 keer zo zoet als suiker, dus er is maar heel weinig van nodig. ✓ Bevat geen calorieën. × Heeft een wat bittere nasmaak. Daarom vaak in combinatie met andere zoetstoffen toegepast. × Hoge doseringen lokken kanker uit bij proefdieren. Door de enorme zoetkracht kom je niet snel aan een hoge dosering. Desondanks moet er in de VS een waarschuwing op de verpakking staan dat het bij proefdieren kanker heeft veroorzaakt.
Steviaplant 0	Natuurlijke zoetstof.	✓ 30 tot 40 keer zo zoet als suiker. ✓ Bevat veel mineralen. ✓ Is makkelijk te houden plant in pot of in de tuin. Dan te gebruiken in thee, toetjes, salades etc. ✓ De blaadjes zijn ook gedroogd te koop (zijn zoeter dan vers blad). ✓ De plant heeft heel wat gezonde inhoudsstoffen: stevioside, rebaudioside A. × Niet erg makkelijk te verwerken, lost niet goed op. × De blaadjes hebben ondanks hun zoetkracht een andere smaaksensatie dan suiker. Niet iedere zoetekauw weet dit te waarderen. × Bij overmatig gebruik geeft het een vreemde nasmaak. Als je zuur fruit wilt zoeten, kun je het beter combineren met bijvoorbeeld kokosbloesemsuiker.
Stevia glycosiden (E960) 0	Intensieve (synthetische) zoetstof.	✓ Circa 300 keer zoeter dan suiker. Levert geen calorieën, is goed tegen hitte bestand en stabiel. ✓ Het karamelliseert niet bij verhitting. Daardoor worden er nagenoeg geen AGEs gevormd. × Niet iedereen kan de smaak waarderen en het heeft een iets bittere nasmaak. Dit komt door de stevioside. De werkzame stof rebaudioside heeft deze bittere nasmaak niet (er is inmiddels poeder dat voor 98% bestaat uit rebaudioside). × Slechts een of twee van de werkzame stoffen van de plant worden gebruikt in commerciële producten. Daardoor is het feitelijk ook een geraffineerd product. Ook zijn er zeer veel (ongezonde) producten op de markt die wel de naam stevia dragen, maar een fractie, ook nog eens geraffineerde, stevia bevatten. De draagstof maltodextrine waar de meeste commerciële steviaproducten voor 98% uit bestaan, heeft een glycemische lading die hoger ligt dan witte suiker. Let op: als je googelt op pure stevia kom je gewoon op dit soort producten uit. × De commerciële producten met maltodextrine zijn sterk bloedsuikerspiegelverhogend.
Sucrose (saccharose) 3	Geraffineerde korte suiker uit riet en biet. Sucrose is wat we in de volksmond 'suiker' noemen. Het komt voor onder de volgende namen: basterdsuiker, rietsuiker, suiker, kristalsuiker, tafelsuiker, poedersuiker, bruine suiker, kandijsuiker, geleisuiker, keukenstroop.	✓ Het is zoet zonder bijsmaak, haalt de smaak van andere aroma's naar boven, maakt producten lang houdbaar, het geeft een product structuur (wat betreft stevigheid, luchtigheid en volume), het helpt mee om granen te laten rijzen en geeft een lekkere (helaas niet zo gezonde) bruinverkleuring (Maillard-reactie = AGEs-vorming). × Alle vitale stoffen die in de oorspronkelijke stof zaten, zijn eruit gehaald via raffinage. Het is dus ontdaan van alle vezels, mineralen, enzymen, vezels etc. Het lijkt dus een natuurproduct, maar eigenlijk is er (ook door het raffinageproces zelf) niets gezonds meer aan. Het is een totaal leeg voedingsmiddel met vele nadelen. × Het onttrekt veel vitale voedingsstoffen, omdat suiker verbrand moet worden in ons lichaam. × We eten gemiddeld 40 kg sucrose per jaar. Dat is echt een groot deel van onze energie-inname.

NAAM	GROEP	VOORDELEN
Sucralose (E955) 0	Intensieve (synthetische) zoetstof. Het komt onder andere voor in: fruitdranken en yoghurtdranken.	✓ Circa 600 keer zoeter dan suiker, levert geen calorieën, is goed tegen hitte bestand en stabiel. ✓ Is een afgeleide van sucrose. × Organochloorverbinding (waar ook de insecticiden, pesticiden en dioxines toe behoren). De lever en nieren moeten zien dat ze deze kunnen uitscheiden. Er bestaan geen goede studies die de veiligheid kunnen garanderen. Wel dierstudies die tal van ernstige klachten laten zien. × Bij gebruik van sucralose werden in dierproeven behoorlijke bijwerkingen gemeld: daling van rode bloedcellen, lagere schildklierwaardes, vergroting lever en nieren etc. Er is bijna geen zoetstof waar binnen 24 uur zo veel bijwerkingen optreden als bij sucralose.
Tagatose 1	Intensieve (synthetische) zoetstof. Wordt oorspronkelijk uit lactose (melksuiker) gewonnen, maar is door de vele bewerkingen toch een 'leeg' product.	✓ Veel minder calorieën dan suiker. ✓ Heeft net als inuline een gunstig effect op de darmflora, omdat het als voeding voor de darmbacteriën dient. × Heeft net als fructose een belastende invloed op de lever (zie nadelen bij glucose-fructose). × Wordt vaak gecombineerd met synthetische zoetstoffen als sucralose, dus af te raden in deze combinatie. × Tagetesse is de meest gebruikte vorm: dit is een combinatie van tagatose, isomalt en sucrose. × Tagatose kent een snelle bruinverkleuring/karamellisatie (Maillard-reactie = AGEs-vorming) die in verband gebracht wordt met degeneratieve ziekten. × Kan winderigheid en gastvorming geven.
Thaumatine (E957) 0		✓ Zeer zoet natuurlijk suiker. Een zoetere natuurlijke stof bestaat niet. ✓ Is afkomstig uit eiwitten van de tropische plant Thaumatococcus danielli. Heeft ongeveer dezelfde calorische waarde als eiwit. ✓ Veroorzaakt geen cariës. ✓ Is een mooie stof (net als bijvoorbeeld xylitol, stevia en erytritol) om kauwtabletten te zoeten. Let altijd op dat de zoetstof in een kauwtablet niet synthetisch is. × Niet los verkrijgbaar. Daardoor vaak in combinatie met synthetische zoetstoffen, waardoor het weer niet geschikt is bij een natuurlijke leefstijl. × Heeft een ietwat dropachtige smaak die niet iedereen weet te waarderen. × Het is geen stabiele zoetstof en kan niet verwerkt worden in producten die verwarmd moeten worden.
Xylitol (E968) 1	Extensieve zoetstof/semi-synthetisch.	✓ Is een van de essentiële suikers. Komt ook in voedingsmiddelen voor. ✓ Het is even zoet als suiker en heeft geen nasmaak. ✓ Voorkomt cariës en tandplak doordat het een bacteriedodende en remineraliserende werking op het gebit heeft. ✓ Wordt veel gebruikt in kauwgom en tandpasta. Let op dat je producten koopt die uit 100% xylitol bestaan (anders vaak weer gecombineerd met synthetische zoetstoffen). ✓ Xylitol is ook als 'suiker' te koop en kan een mooi zoetmiddel in bakproducten, sauzen en dressings zijn. Een mooie aanvulling van je dagelijkse essentiële suikers. ✓ Het lost zeer goed op in vloeistof.

NAAM	GROEP	VOORDELEN
Xylitol (E968) 1	Extensieve zoetstof/semi-synthetisch.	× Geeft een sterke, verkoelende smaaksensatie (een beetje vergelijkbaar met pepermunt). × Het heeft een laxerend effect vanaf 50 gram per dag. Maar bij gevoelige mensen treedt dit effect al eerder op. × Heeft van de extensieve zoetstoffen de hoogste calorische waarde (2,5 tot 3,5 kcal/gram). × Het is behoorlijk hygroscopisch, dus niet geschikt om lang te bewaren of voor droge voedingsmiddelen. × Het is geen natuurlijk product (maar wordt wel uit natuurlijke producten gewonnen).
Yaconsiroop 1	Fructo Oligosachariden.	✓ Het bevat weinig glucose en fructose maar juist inuline. ✓ Bevat weinig calorieën. ✓ Rijk aan calcium, kalium en magnesium, dus verbetert (in tegenstelling tot de meeste suikers) het zuur/base evenwicht. ✓ Rijk aan ijzer. ✓ Rijk aan antioxidanten. ✓ Bevat weinig calorieën. × Zie eigenschappen bij Inuline. × Nog niet makkelijk verkrijgbaar (meest via webshops).

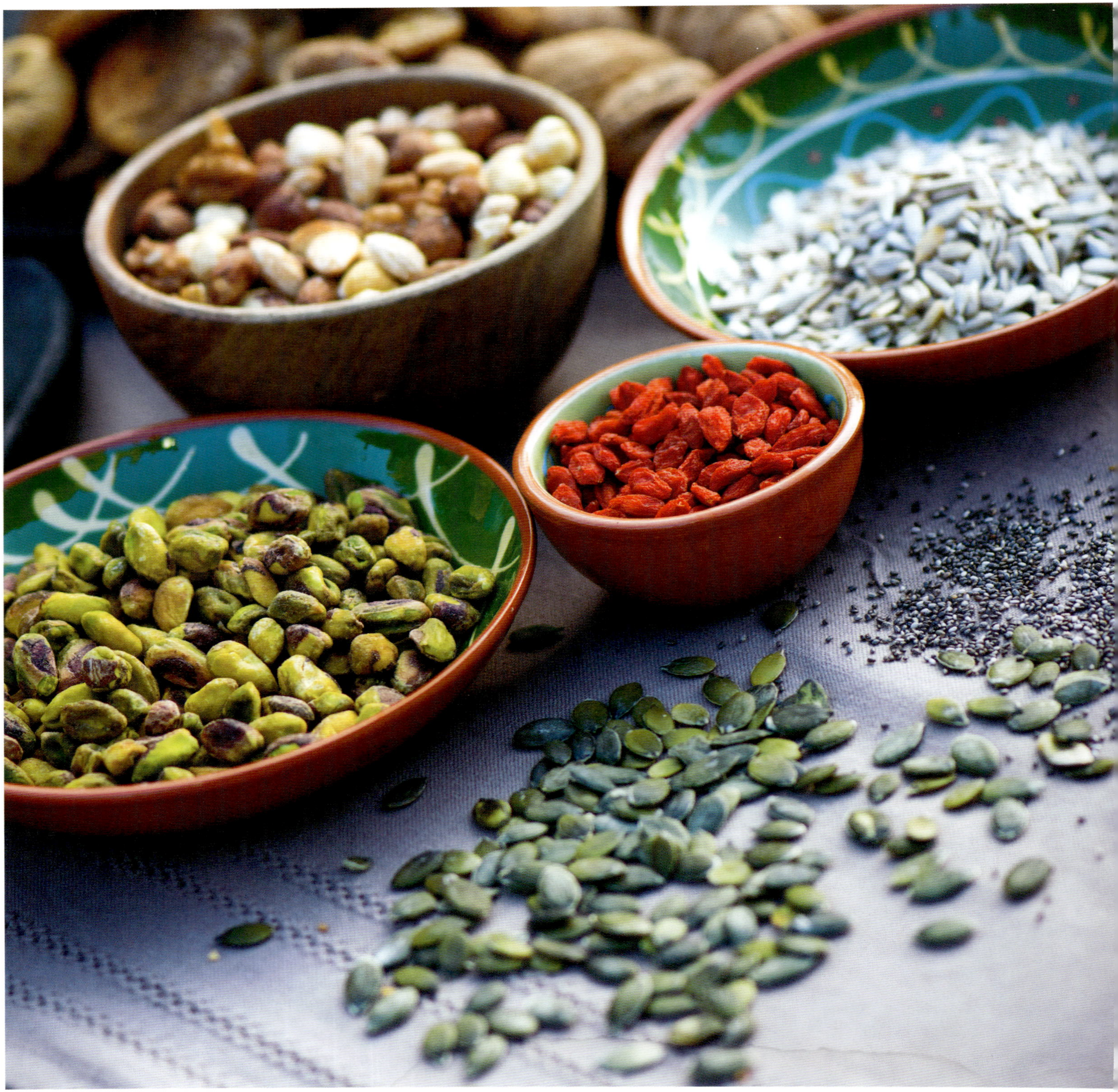

COLOFON

Auteur: Rineke Dijkinga, www.rinekedijkinga.nl
Foto's voorzijde en inleiding: Inge Dijkinga, www.pixelwerkenzo.nl
Foto achterzijde : Karel Zwaneveld Fotografie
Verantwoording overige fotografie: zie hiernaast.
Illustraties: Henrieke Kruise, www.henriekekruise.com
Ontwerp, opmaak en redactie: Mirjam Pijning, www.mirvi.nl
Drukkerij: PrintSupport4You, Meppel
Uitgeverij: WVHE, www.wvhe.nl
ISBN/EAN: 978-90-818215-2-0

Dit boek vervangt geen medische of voedingskundige behandelingen of adviezen. Het is niet bedoeld als therapie maar als ondersteuning in de breedste zin van het woord. De auteur en uitgever zijn niet verantwoordelijk voor eventuele klachten en bijwerkingen. Mensen die medicijnen gebruiken en de aanbevelingen in dit boek volgen, doen dit op eigen risico. De lezer wordt uitdrukkelijk geadviseerd om zich te wenden tot zijn arts als hij/zij twijfels heeft over zijn persoonlijke gezondheidssituatie. Hoewel de informatie in dit boek met grote zorg is opgenomen, stelt noch de maker, noch de uitgever zich aansprakelijk voor eventuele schade als gevolg van eventuele onjuistheden en/of onvolledigheden in deze uitgave.

Fotoverantwoording weetjes

- pagina 6: Pinkyone / Shutterstock.com
- pagina 11: Melica / Shutterstock.com
- pagina 19: JIL Photo / Shutterstock.com
- pagina 22: Kesu / Shutterstock.com
- pagina 30: Rineke Dijkinga
- pagina 33: Yevgeniya Shal / Shutterstock.com
- pagina 40: Somchaij / Shutterstock.com
- pagina 44: Maria Menshova / Shutterstock.com
- pagina 47: Inge Dijkinga, www.pixelwerkenzo.nl
- pagina 49: Inge Dijkinga, www.pixelwerkenzo.nl
- pagina 53: Zoryanchik / Shutterstock.com
- pagina 58: Olena Kaminetska / Shutterstock.com
- pagina 61: Natalia Bulatova / Shutterstock.com
- pagina 65: Natalia Klenova / Shutterstock.com
- pagina 88: Inge Dijkinga, www.pixelwerkenzo.nl

Bronnen

Bij het schrijven van dit boek heb ik dankbaar gebruik gemaakt van literatuur, onderzoekspublicaties en websites over voeding en gezondheid. De gebruikte bronnen staan vermeld bij de uitgebreide versies van deze weetjes op mijn website. Daar vind je ook andere weetjes, omdat we voor dit boek een selectie hebben gemaakt van de op dit moment meest relevante onderwerpen.

ZELF AAN DE SLAG?

Wil je de kennis die je in dit boek hebt opgedaan in de praktijk brengen? En zelf aan de slag met gezonde, heerlijke recepten? Weten van (h)eerlijk eten deel 1 en deel 2 staan boordevol recepten en informatie over gezonde voeding.

In boek 1 vind je 55 pagina's vol wetenswaardigheden over voeding en maar liefst 125 smakelijke recepten voor optimale energie, gezondheid en een gezond gewicht. Boek 2 bevat ruim 100 nieuwe recepten, waaronder veel gluten-, soja- en koemelkvrije recepten. Ook is er in dit boek extra aandacht voor voedingsmiddelen die niet alleen gezond zijn voor jou, maar ook voor het milieu.

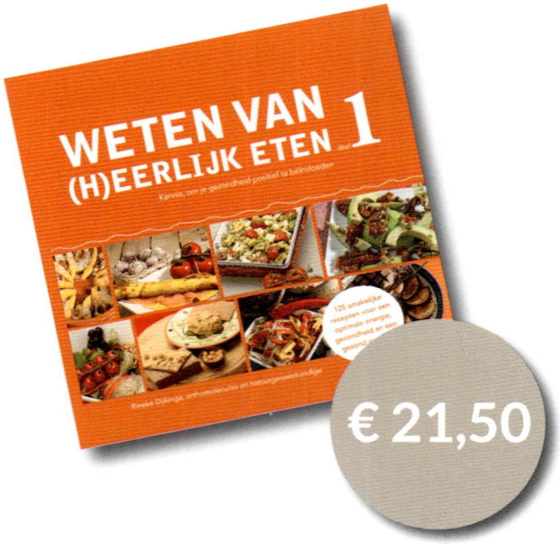

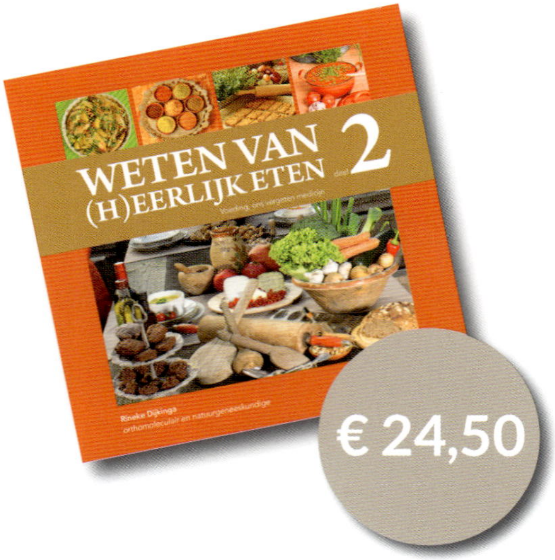

BESTEL NU

Surf naar www.rinekedijkinga.nl